Frauenärztliche Taschenbücher

Herausgeber: W. Straube und Th. Römer

Ralf Ohlinger

Invasive Mammadiagnostik

Stanzbiopsie, Drahtmarkierung,
Präparatsonographie

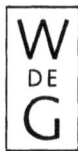

W
DE
G

Walter de Gruyter
Berlin · New York 2002

OA Dr. med. R. Ohlinger
Ernst-Moritz-Arndt-Universität Greifswald
Klinik und Poliklinik
für Frauenheilkunde und Geburtsmedizin
Wollweberstraße 1–3
17487 Greifswald

Das Buch enthält 121 Abbildungen

Die Deutsche Bibliothek – CIP-Einheitsaufnahme

Ohlinger, Ralf:
Invasive Mammasonographie : Stanzbiopsie, Drahtmarkierung,
Präparatsonographie / Ralf Ohlinger. – Berlin ; New York : de Gruyter, 2002
(Frauenärztliche Taschenbücher)
ISBN 3-11-017274-7

Textkonvertierung: I. Ullrich, Berlin - Druck und buchbinderische Verarbeitung: Druckhaus Thomas Müntzer GmbH, Bad Langensalza – Umschlagentwurf: Rudolf Hübler, Berlin

Printed in Germany

Zum Geleit

In den letzten Jahren ist das Mammakarzinom an die führende Position bösartiger Veränderungen der Frau gerückt. Die immer wiederkehrende Diskussion über den Einsatz von nicht invasiven Methoden zur Früherkennung und Lokalisation bei bösartigen Tumoren führt zu einem zunehmenden Interesse an speziellen Abklärungs- und Lokalitationstechniken. Herr Dr. Ohlinger ist in seinem Buch den Weg gegangen, diese Möglichkeit aufzuarbeiten und dem Anwender nahezubringen.

Von der Anatomie und Pathologie ausgehend gibt er dem Untersucher Möglichkeiten an die Hand, palpable Tumoren ohne operative Eingriffe abzuklären und nicht palpable Tumoren zielgerecht vor einer geplanten Operation zu markieren, oder entferntes Gewebe bereits im Operationssaal zu untersuchen, um festzustellen, ob der Befund vollständig entfernt wurde. Große Bedeutung kommt den technischen Möglichkeiten zur Abklärung von Mammatumoren zu. In allen Einzelheiten werden die vorgestellten Techniken besprochen, Vor- und Nachteile dargelegt, aber auch nicht vergessen, die Wichtigkeit der Methoden hervorzuheben.

Die seit vielen Jahren zu den Standardverfahren gehörende Stanzbiopsie wird ausführlich in ihrer Indikation und Anwendung präsentiert. Die notwendigen Instrumente werden vorgestellt und deren Einsatz am Bildmaterial visualisiert. Bei nicht palpablen Tumoren ist es Standard, Befunde vor der Exstirpation mit unterschiedlichen Techniken zu markieren. Einen hohen Stellenwert hat hierbei die Drahtmarkierung mit, von mehreren Firmen angebotenen Markierungsdrähten. Um sicher zu sein, dass ein operationswürdiger Befund entfernt werden konnte, erfolgt die Darstellung und Markierung solcher Befunde unter Ultraschallsicht oder Röntgenkontrolle. Die exakte Handhabung und der Einsatz dieser Technik ist für den Operateur von Bedeutung, da er sich an dem Markierungsdraht orientieren kann und den nicht palpablen Befund so sicher auffindet.

Um postoperativ mit hoher Sicherheit festzustellen, ob der Befund vollständig entfernt wurde, kann die Präparatesonographie eingesetzt werden. Hierbei wird unter Einsatz eines Ultraschallscanners das entfernte Gewebe kontrolliert und der Befund in allen Ebenen begutachtet. Diese Methode erlaubt es, mit hoher Sicherheit schon kurze Zeit nach der Operation, ggf. schon im Operationssaal, festzustellen, ob der Befund zielgerichtet entfernt werden konnte.

Das als Taschenbuch konzipierte Werk geht auf die drei wichtigen Zusatzmöglichkeiten, die neben der Mammographie und Mammasonographie zur Abklärung und Lokalisation von Mammatumoren besteht, ein. Die präsentierten Techniken sollten von jedem im Bereich der Mammadiagnostik arbeitenden Arzt beherrscht werden, da sie für die Diagnostik und auch exakte Lokalisation von Tumoren unumgänglich sind.

Das Buch kann dazu beitragen, dem in der Mammadiagnostik tätigen Arzt Möglichkeiten an die Hand zu geben, die ihm helfen, invasive Eingriffe zu minimieren oder zielgerichtet auszuführen. Das Buch präsentiert Methoden der präoperativen Abklärung und Lokalisation von Mammatumoren sehr anschaulich.

Bielefeld, im November 2001   Prof. Dr. F. Degenhardt

Vorwort

Die Mammasonographie ist neben der Mammographie die wichtigste bildgebende Methode in der Mammadiagnostik. Durch zunehmende Erfahrung mit der Untersuchungstechnik und durch Verfeinerung der Auflösung der modernen Ultraschallgeräte lässt sich die Mehrzahl der Mammographiebefunde mit Ausnahme von Mikrokalk sonographisch darstellen.

Um eine optimale Planung vor einer Operation zu gewährleisten (Patientengespräch vor der Operation mit definitiver Bekanntgabe des histologischen Ergebnisses, Anzeichnen der Umschneidungsfigur der Operationstechnik), ist eine wenig invasive Biopsiemethode unter Vermeidung einer offenen Biopsie bei gleicher Sicherheit notwendig. Gleiches trifft zu, wenn zunächst nicht operiert, sondern wie zur jetzigen Zeit immer häufiger genutzt, eine präoperative neoadjuvante Chemo- oder Hormontherapie durchgeführt werden soll.

Die unter Ultraschallsicht durchgeführte Stanzbiopsie stellt hierfür eine exzellente Methode mit hoher Treffsicherheit dar. Ihre praktische Durchführung soll im ersten Teil des Buches durch eine Vielzahl von Fotos verständlich gemacht werden und als Anleitung gedacht sein.

Der zweite Teil dieses Taschenbuches soll als Wegweiser für das Erlernen der präoperativen Drahtmarkierung und der Präparatsonographie dienen.

Im dritten und abschließenden Abschnitt wird an verschiedenen Beispielen gezeigt, wie man die im Abschnitt 1 und 2 beschriebenen minimal-invasiven Techniken einfach an „Phantomen" ausüben und erlernen kann.

Durch den zunehmenden Einsatz der Mammasonographie in der Mammadiagnostik steigt zwangsläufig die Zahl des Auffindens non-palpabler Mammaläsionen, die exstirpationswürdig sind. Zudem findet sich bei entsprechender Erfahrung des Untersuchers und bei hochauflösender Ultraschalltechnik zu den meisten Mammographiebefunden ein sonographisches Korrelat.

Wenn die Indikation zu einer diagnostischen Exstirpation (DE) gestellt wurde, müssen die non-palpablen Befunde notwendigerweise markiert werden, am sichersten mit einem Markierungsdraht, welcher sich im Gewebe verankern lässt und zudem korrigierbar ist. Ob der markierte Herdbefund auch tatsächlich entfernt wurde, lässt sich nur durch eine intraoperativ durchgeführte Präparatkontrolle (Präparatsonographie) objektivieren und beweisen. Die sonographische Markierung wie auch die Stanzbiopsie als invasive Intervention in der Mamma sollte nur nach langer Erfahrung in Mammasonographie und nach Übung am Phantom erfolgen. Sie ist nur dann durchzuführen, wenn intraoperativ die Möglichkeit der Präparatsonographie gegeben ist.

Inhalt

1. Stanzbiopsie palpabler und non-palpabler Mammatumoren unter Ultraschallsicht

Indikationen

- Präoperative histologische Sicherung bei V. a. Mammakarzinom
    - für eine gezielte Aufklärung der Patientin
    - für eine gezielte Operationsplanung
    - für einen Verzicht auf eine Schnellschnittuntersuchung und damit eine Reduzierung der OP-Dauer
- Präoperative histologische Sicherung bei Rezidivverdacht
    - für eine gezielte Aufklärung der Patientin
    - für eine gezielte Operationsplanung
    - für einen Verzicht auf eine Schnellschnittuntersuchung und damit eine Reduzierung der OP-Dauer
- Absicherung und Verlaufskontrolle einer in den komplementären diagnostischen Verfahren (klinische Untersuchung, Mammographie, Mammasonographie, ggf. MRT) als eindeutig benigne eingestuften Läsion
- Histologische Sicherung eines Karzinoms bei geplanter neoadjuvanter Behandlung in Form einer Chemotherapie oder bei positivem Rezeptorstatus in Form einer Hormontherapie
- Beurteilung des Tumorverhaltens unter neoadjuvanter Chemotherapie
- (Herdgröße >1 cm)
- Absicherung und Verlaufskontrolle einer in den komplementären diagnostischen Verfahren (klinische Untersuchung, Mammographie, Mammasonographie, ggf. MRT) als unklar (eher benigne) eingestuften Läsion

Kontraindikationen (relativ)

- (1. Gerinnungsstörungen)
- (2. Herdgröße < 1 cm)

Komplikationsmöglichkeiten

- Blutung
  → selten, durch Kompression beherrschbar

- Nachblutung
  → geringe Rate, durch Brustwickelverband beherrschbar

- Tumorzellverschleppung
  → durch Einsatz einer Koaxialnadel praktisch auszuschließen

- Verletzung der Thoraxwand, der Rippen, der Muskulatur, der
  Pleura (Pneumothorax)
  → durch Biopsie parallel zur Thoraxwand, bei Beachtung der
  Einschlusstiefe (15 bzw. 22 mm) und Beobachtung des
  Stanzvorganges auf dem Monitor praktisch auszuschließen

- Infektion
  → durch Hautdesinfektion und bei Beachtung steriler Kautelen
  vermeidbar

- Schmerzen
  → durch lokale Anästhesie der Haut (Quaddel) und Einsatz
  einer automatischen Hochgeschwindungskeits-Stanzbiopsie
  und unter Verwendung einer Koaxialkanüle (nur ein Einstich
  trotz wiederholter Biopsie) minimierbar

- Vasovagale Synkopen
  → durch entspannte Lage auf der Untersuchungsliege minimierbar

- Heraustreten der Stanznadel aus der Haut, Verletzung des
  Punkteurs (Finger)
  → durch Übung am „Phantom" vermeidbar

Personelle und apparative Voraussetzungen zur Durchführung

- Aufklärung der Patientin
  - Durchführungsmodus, jeweilige Indikation, Grenzen, mögliche Nebenwirkungen, Schmerzen, Komplikationsmöglichkeiten
- Schriftliche Einverständniserklärung (Vordruck)
- Ausschluss einer Gerinnungsstörung (Gerinnungsstatus)
- Exakte, reproduzierbare sonographische Darstellung der Herdbefundes in 2 Ebenen
- Anzeichnungsfigur der geplanten Operationstechnik
- Fotodokumentation (vor, nachher)
  - Printerbild
- Hochauflösendes Ultraschallgerät mit 7–10 MHz Linearschallkopf
- Lange und große Erfahrung in der (nicht interventionellen) Mammasonographie
- Mehrmalige Übung am Phantom unter Aufsicht (Hospitation, Kurs) und „selbst"
- Zwei Ärzte, eine Schwester
- Kein Zeitdruck
- Geschicklichkeit des Punkteurs
- Enge interdisziplinäre Zusammenarbeit zwischen Sonographiker, Operateur und Pathologen
- Stanzbiopsiegerät (automatisch)
- Biopsienadeln (14 G)
- Koaxialkanüle mit integrierter Koaxialnadel

Technische Hilfsmittel

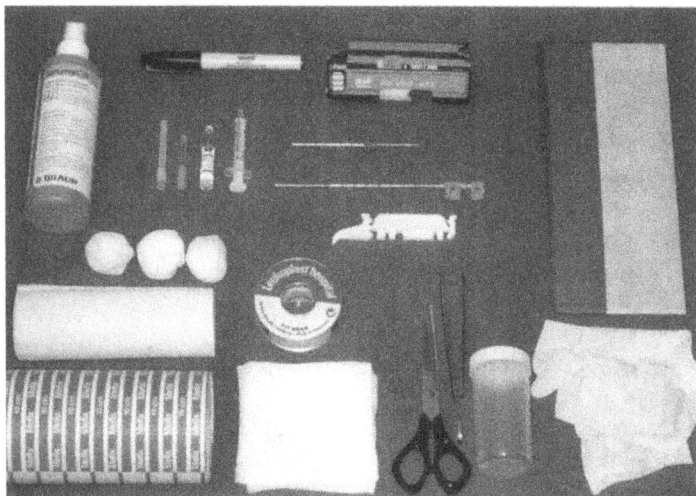

- wasser- und alkoholfester Farbstift, z. B.
  - edding 3000
  - Securline® Labmarker (Precisions Dynamics Cooperations, San Fernando, USA)
- Schere
- Hautdesinfektionsmittel (Ankopplungsmedium), z. B.
  - Skinsept F
  - Cutanisept
  - Softasept N
- sterile Abdecktücher (Lochtuch)
- Lokalanästhetikum, z. B.
  - Xylonest 1%-ig bzw. 2%-ig, 1–2 ml
  - Xylocain 1%-ig bzw. 2%-ig, 1–2 ml
- Kanüle (27 G)
- Spritze (2 ml)
- Ultraschallgerät mit 7–10 MHz Linearschallkopf
- Stanzbiopsiegerät
  - Mehrweg bzw. Einweg

- Koaxialkanüle mit integrierter Koaxialnadel
  - Einweg
- Stanznadel
  - Einweg
- sterile Kanüle oder anatomische Pinzette
- Behältnis zum „Auffangen" des Stanzzylinders
- Formalin
- Pflasterrolle
- Aufklärungsbogen (Vordruck)
- Histologieschein
- elastische Binde (Breite: 15 cm)
- sterile Tupfer
- sterile Platten
- Pflasterverband, z. B.
  - Fixomull
- sterile Handschuhe (3 Paar)

Stanzbiopsiegeräte, Koaxialkanülen, Nadeln und Biopsienadeln (Auswahl)

- Peter Pflugbeil GmbH, Medizinische Instrumente (Ottobrunn, Deutschland)
  - Pro-Mag™ Automatic Biopsy System 1.2. (Mehrweg, sterilisierbar, automatisch) – Nadeln (automatische Biopsiekanülen), 14–20 G, 8–16 cm Länge (Einweg, steril Notch-Länge: 9 oder 17 mm, Zentimetergraduierung)
  - Prog-Mag™ Automatic Biopsy System dual Trigger Operation 2.2. (Mehrweg, sterilisierbar, automatisch) – Nadeln (automatische Biopsiekanülen, Super-Core),
    14–20 G, 10–25 cm Länge
    20 G, 0,9 mm Ø
    18 G, 1,2 mm Ø
    16 G, 1,6 mm Ø
    14 G, 2,1 mm Ø
    (Einweg, steril, Notch-Länge: 9 oder 17 mm, Zentimetergraduierung)

- Halbautomatische Biopsienadeln (mit Feder aktivierter
  Einhandgriff-Bedienung)
  14–20 G, 10–20 mm Länge (Einweg, steril, halbautomatisch)
- Co-Axial-Einführ-Kanüle (Koaxialkanüle mit Koaxialnadel)
  13–19 G, 3,97–11,1 cm Länge
  13 G für Biopsienadel 14 G
  15 G für Biopsienadel 16 G
  17 G für Biopsienadel 18 G
  19 G für Biopsienadel 20 G

• C.R. Bard GmbH, angiomed® (Karlsruhe, Deutschland)
  - Autovac® Vakuum geführte Vollschnittbiopsie-System nach
    Pokieser/Köhler, (Mehrweg, halbautomatisch)
  - Biopsienadeln 17–21 G
    17 G   =   1,4 mm ∅
    18 G   =   1,2 mm ∅
    19,5 G =   0,95 mm ∅
    21 G   =   0,8 mm ∅
    (00–200 mm Länge, Einweg, steril)
  - Magnum® Core High Speed-Biopsie-System (Mehrweg,
    automatisch, sterilisierbar, Einschusstiefe: 15 oder 22 mm)
  - Biopsienadeln 12–20 G, 100–300 mm Länge
    12 G   =   2,8 mm ∅
    14 G   =   2,0 mm ∅
    16 G   =   1,6 mm ∅
    18 G   =   1,2 mm ∅
    20 G   =   0,95 mm ∅
  - Koaxialkanüle mit integrierter Nadel
    13 G für Magnumnadel 14 G
    14 G für Magnumnadel 16 G
  - Biopty® – Biopsie-System (Mehrweg, automatisch, sterilisier-
    bar)
    11 oder 23 mm Nadeleindringtiefe
  - Biopsienadeln 14–20 G, 100–200 mm Länge
    14 G   =   2,1 mm ∅

16 G = 1,6 mm ∅
18 G = 1,2 mm ∅
20 G = 0,9 mm ∅
(Einweg, steril)
- Maxcore™-Biopsie-System (Einweg, automatisch)
- Biopsienadeln 14–20 G, 100–200 mm Länge
  14 G = 2,1 mm ∅
  16 G = 1,6 mm ∅
  18 G = 1,2 mm ∅
  20 G = 0,9 mm ∅
- Monopty® – Biopsie-System (Einweg, automatisch), 11 oder 22 mm Eindringtiefe
- Biopsienadeln 14–20 G
- Unicut® mit integrierter Nadel, 1,2–2,1 mm ∅, (Einweg, halbautomatisch)
- High-Speed Multi-Biopsie-System (früher BIP, heute Bard) (Mehrweg, automatisch, sterilisierbar)

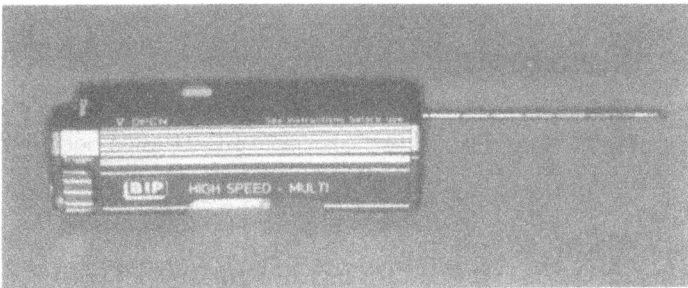

Praktische Durchführung

- Dokumentierte Patientenaufklärung (inkl. Unterschrift); erhältlich beim perimed Compliance Verlag

- Vorbereitung
  - Begutachtung aller für die Stanzbiopsie notwendigen Hilfsmittel

- Lokalanästhetikum aufziehen
- Öffnen des Gehäusedeckels der Stanzpistole
- Entnehmen der Stanznadel mit konvertiertem Abstandhalter aus der sterilen Verpackung
- Einlegen der Stanznadel mit konvertiertem Abstandhalter in die Stanzpistole
- Entfernen des Abstandhalters, nachdem Nadel im Gerät fixiert ist und Gehäusedeckel heruntergeklappt wurde (seitliche Entnahme, indem Fixationsschenkel leicht zusammengedrückt werden)
- Vollständiges Schließen des Gehäusedeckels der Stanzpistole
- Gerät jetzt ungespannt (Fenster blau, Notch in der Nadel nicht sichtbar)
- Einschusstiefe 15 oder 22 mm durch Hebelbewegung wählen
- Erster Spannvorgang („Einmal-Spannen"), Spannhebel einmal nach hinten ziehen (Fenster zur Hälfte weiß, zur Hälfte blau, Notch in der Stanznadel sichtbar)
- Zweiter Spannvorgang („Zweimal-Spannen"), Spannhebel zum zweiten Mal nach hinten ziehen (Fenster jetzt vollständig weiß, Notch wieder in der Stanznadel verschwunden; entspricht schussbereitem Gerät, aber noch gesichert)
- Sicherheitshebel steht noch auf „S", wird jetzt auf „F" gedrückt
- „Abfeuern", damit Patientin die Lautstärke des Schusses hört – wichtig: damit Patientin bei der Punktion nicht erschreckt; Patientin alles genau erklären und zeigen
- Spannvorgang in gleicher Weise wiederholen (Sicherheitshebel bleibt auf „S")
- Stanzpistole ablegen

• Lagerung der Patientin mit um 90° abgewinkeltem Arm auf der Untersuchungsliege (entsprechend der Lage auf dem OP-Tisch)

- Darstellung des Herdbefundes in 2 Ebenen, Fotodokumenta-tion
- Dokumentation (Untersuchungsbogen)
- Anzeichnung des Herdbefundes auf der Brust der Patientin
- Anzeichnung der geplanten Schnittführung bzw. Umschnei-dungsfigur (OP-Technik)
- Sterile Handschuhe anziehen
- „Abdecken" des Stanzgebietes mit sterilen Tüchern
- Desinfektion der Haut (gleichzeitig dient Antiseptikum der Ankopplung des Schallkopfes an die Haut)
- Wieder Darstellen des Herdbefundes (durch Bewegung des Schallkopfes, kürzesten Zugangsweg suchen)
- Palpation mit dem Zeigefinger der rechten Hand an der schma-len Seite des Schallkopfes, um optimale Stelle für die Quaddel zu finden
- Ggf. Korrektur der Anzeichnung der Einstichstelle, damit diese in der geplanten Schnittführung liegt
- erneute Desinfektion
- „Setzen" der Quaddel durch intrakutane Injektion des Lokalanästhetikums (1–2 ml)
  - Eine Minute warten
- Koaxialkanüle mit integrierter Koaxialnadel reichen lassen (Schwester). Aufpassen, dass Koaxialkanüle und Stanznadel kompatibel sind, z. B. Koaxialnadel 13 G, Stanznadel 14 G
- Unter leichtem Druck drehend das scharf angeschliffene Koaxi-alsystem durch die Quaddel (Haut) schieben bis es auf dem Monitor sichtbar wird Vorschieben bis direkt vor dem Herdbe-fund (immer unter Ultraschallsicht und Ultraschallkontrolle)
  - parallel zur Thoraxwand oder in leicht schrägem Winkel, so wird die Nadel in gesamter Länge optimal sichtbar
- Entfernung der Koaxialnadel aus der Koaxialkanüle (durch den zweiten Arzt oder die Schwester)
- Abgabe der Koaxialkanüle an die Schwester
- Stanzpistole mit eingelegter Stanznadel reichen lassen

- Einführen der in die Stanzpistole eingelegten Stanznadel im gespannten, aber gesicherten Zustand in die Koaxialkanüle (durch den zweiten Arzt oder die Schwester)
- Übernehmen der Stanzpistole (durch den ersten Arzt)
- Vorschieben der Nadel bis direkt vor den Herdbefund
- Fotodokumentation (Nadel vor dem Herd)
- Entsichern der Stanzpistole (erst jetzt)
- Noch einmal Kontrolle der Nadel (Monitor)
- „Abfeuern" der Nadel durch Druck auf dem Auslöseknopf
  → dabei schiebt sich für das Auge nicht sichtbar die die Aussparung enthaltene innere Nadel zunächst vor, die Außennadel dann darüber, wodurch das Ausstanzen gelingt
- Fotodokumentation (Nadel im Herd)
- Herausziehen der Stanznadel bei Belassen der Koaxialkanüle, die vom zweiten Arzt festgehalten wird (nur ein Einstich durch die Haut notwendig)
- Spannen der Stanzpistole
- Notch und Stanzzylinder werden sichtbar
- „Herausnehmen" des Stanzzylinders mit einer Pinzette (durch die Schwester)
  → sterile Kautelen beachten
- „Ablegen" des Stanzzylinders auf einer sterilen Kompresse oder in ein mit Formalin gefülltes Gefäß (durch die Schwester)
- Erneut „Spannen" der Stanzpistole
- Erneut „Einführen" der Stanznadel in die Koaxialkanüle, wieder unter Ultraschallsicht, direkt vor den Befund schieben
  → mindestens dreimal insgesamt Vorgang wiederholen
  → verschiedene Bereiche des Tumors auswählen (vorherige Stanzkanäle im Tumor sichtbar!)
  → Stanzpistole bleibt während des gesamten Vorganges geschlossen, kein Wechseln der Nadel notwendig
- Wenn der letzte Zylinder gewonnen ist, Entfernen der Koaxialkanüle
- Desinfektion
- Dann sofort sterilen Tupfer auf die „Einstichstelle"
- „Druck" (ca. 1–3 min)

- Sterile Mullkompressen über den Tupfer legen
- Druck
- Ein Tupfer auf die Brustwarze
- Pflasterverband (Druck, Fixierung – z. B. Fixomull)

Praktische Durchführung (in Bildern)

- Vorbereitung
  - Begutachtung aller für die Stanzbiopsie notwendigen Hilfsmittel

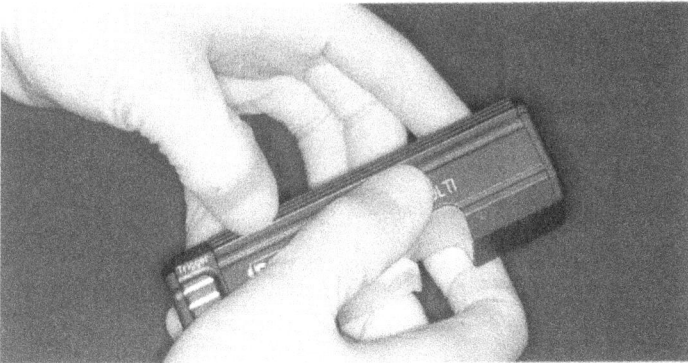

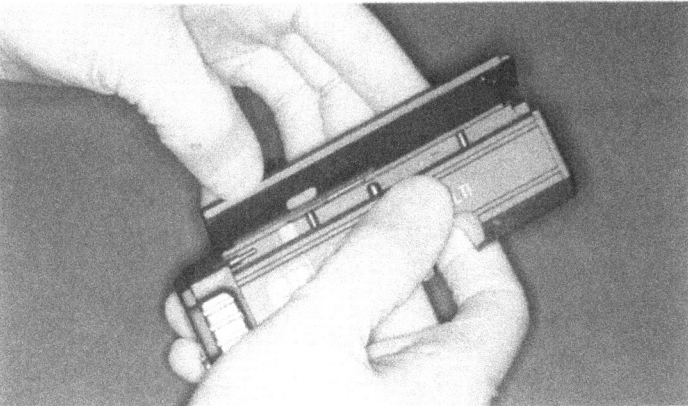

- Lokalanästhesikum aufziehen
- Öffnen des Gehäusedeckels der Stanzpistole
- Entnehmen der Stanznadel mit konvertiertem Abstandhalter aus der sterilen Verpackung

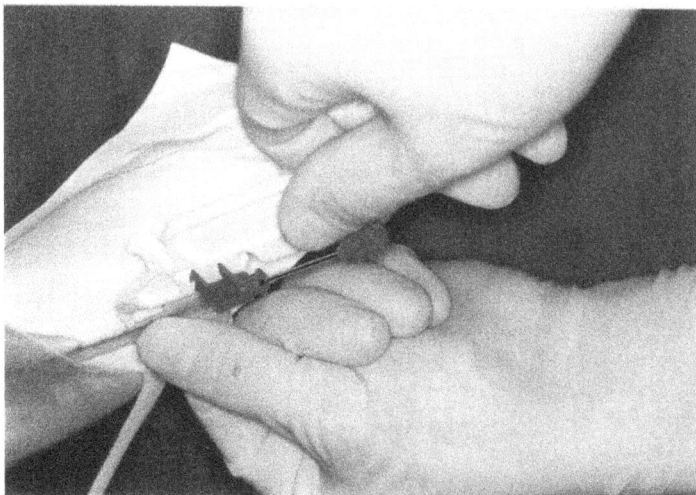

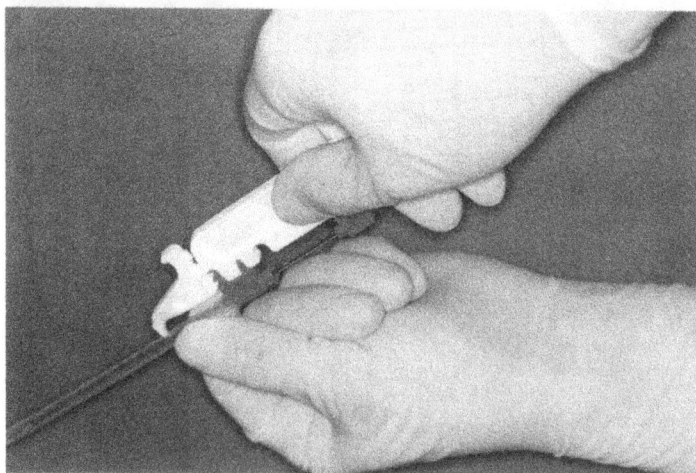

– Einlegen der Stanznadel mit konvertiertem Abstandhalter in die Stanzpistole

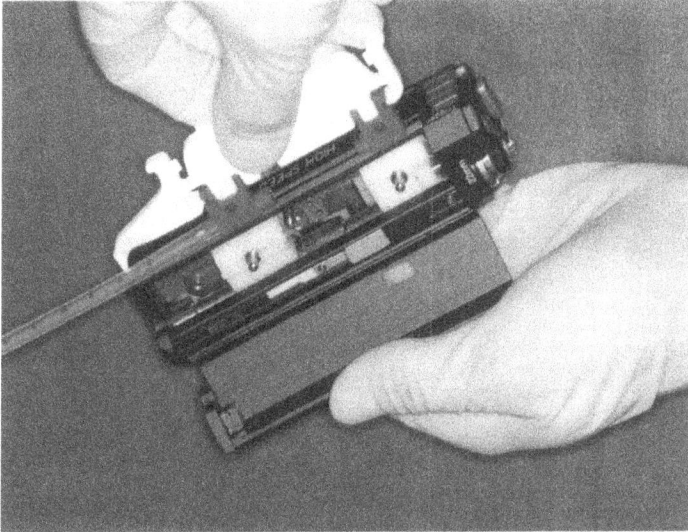

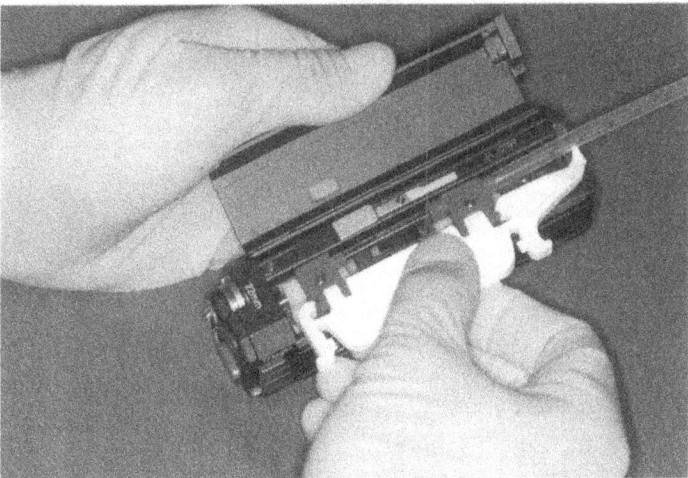

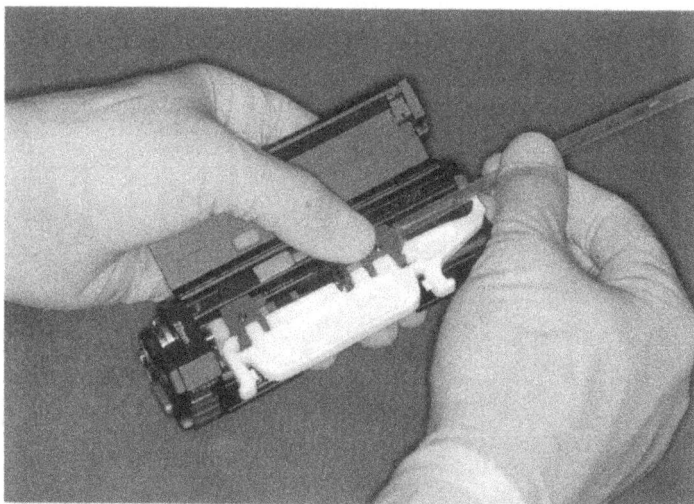

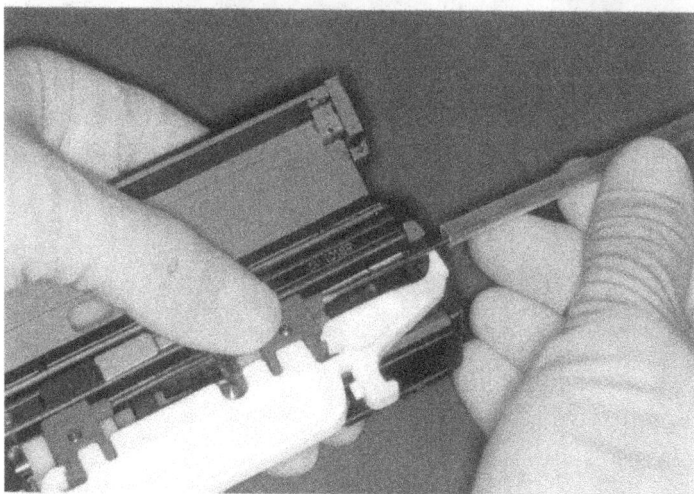

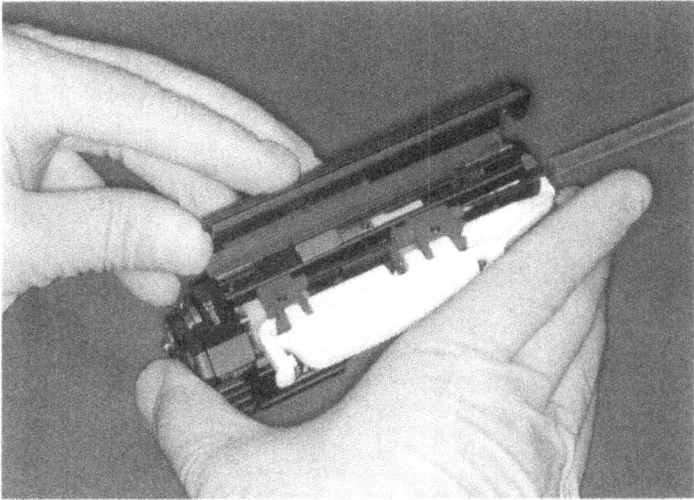

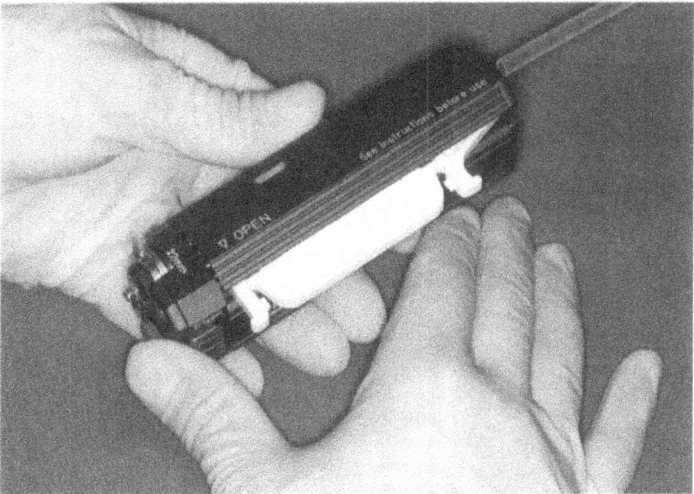

- Entfernung des Abstandhalters, nachdem Nadel im
  Gerät fixiert ist und Gehäusedeckel heruntergeklappt
  wurde (seitliche Entnahme, indem Fixationsschenkel leicht
  zusammengedrückt werden)

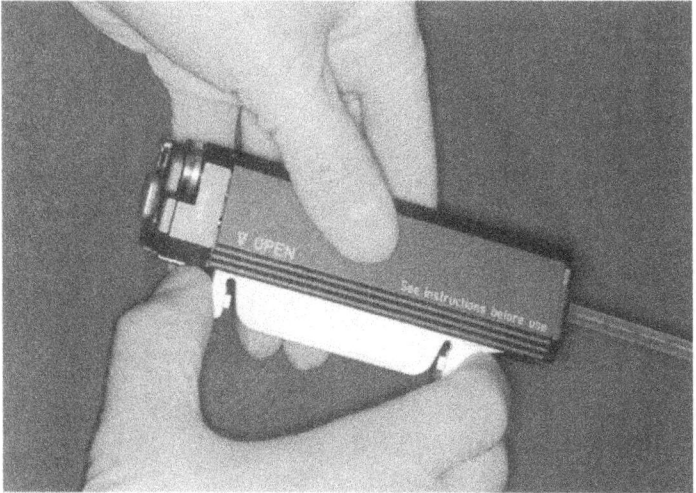

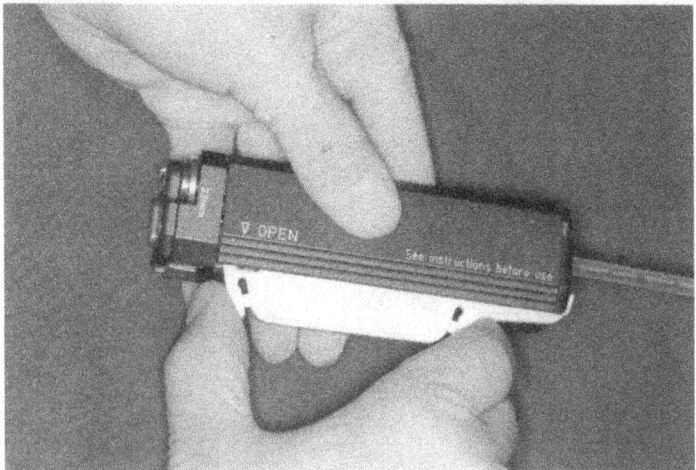

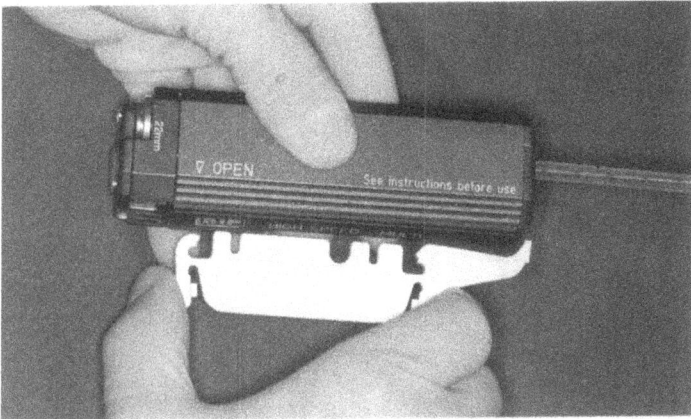

– Vollständiges Schließen des Gehäusedeckels der Stanzpistole

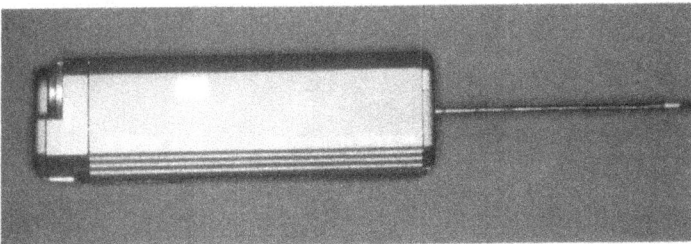

– Gerät jetzt ungespannt (Fenster blau, Notch in der Nadel nicht sichtbar)

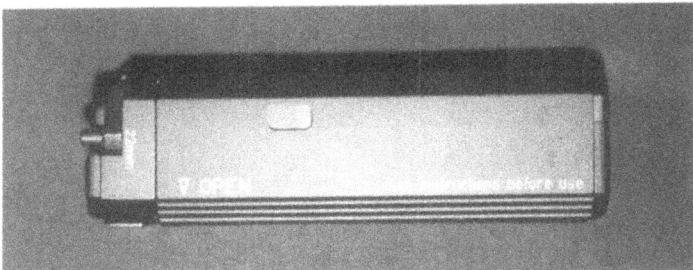

– Einschusstiefe 15 oder 22 mm durch Hebelbewegung
  wählen

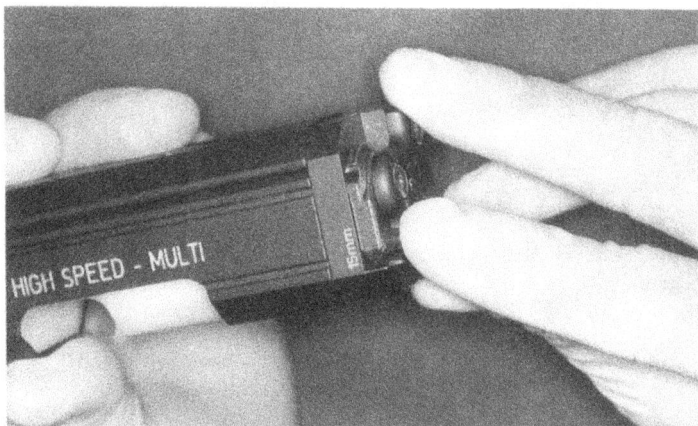

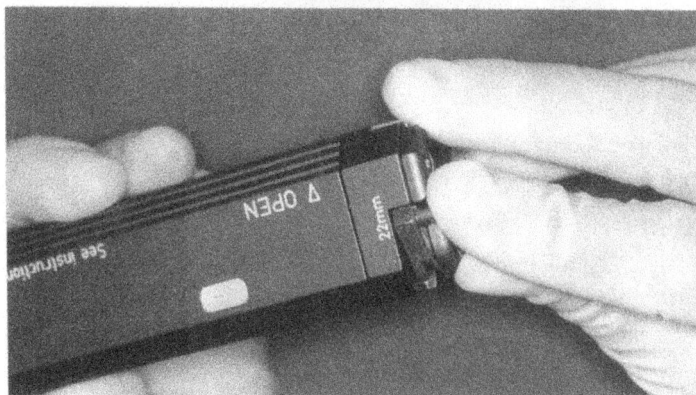

– Erster Spannvorgang („Einmal-Spannen")
Spannhebel einmal nach hinten ziehen (Fenster zur Hälfte
weiß, zur Hälfte blau, Notch in der Stanznadel sichtbar)

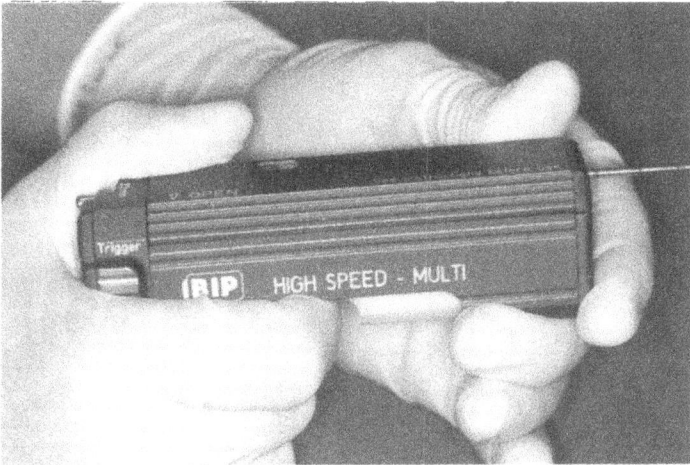

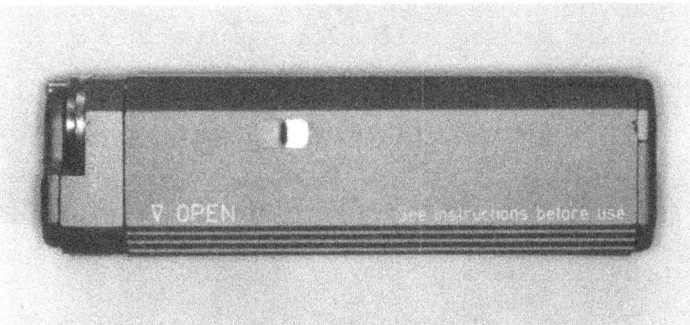

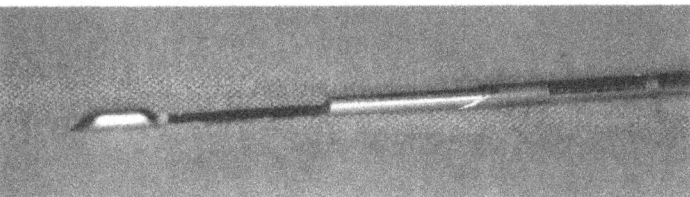

– Zweiter Spannvorgang („Zweimal-Spannen")
Spannhebel zum zweiten Mal nach hinten ziehen (Fenster
jetzt vollständig weiß, Notch wieder in der Stanznadel
verschwunden; entspricht schussbereitem Gerät, aber noch
gesichert) – Sicherheitshebel steht noch auf „S"

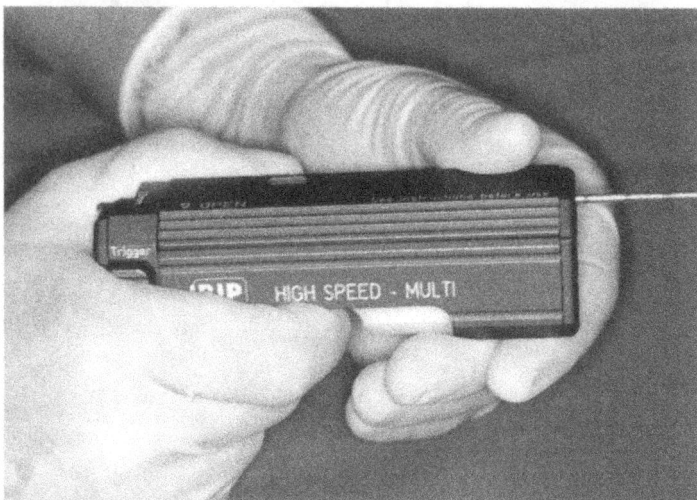

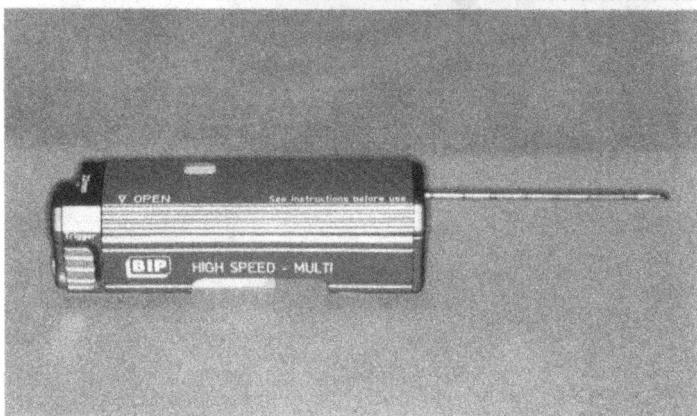

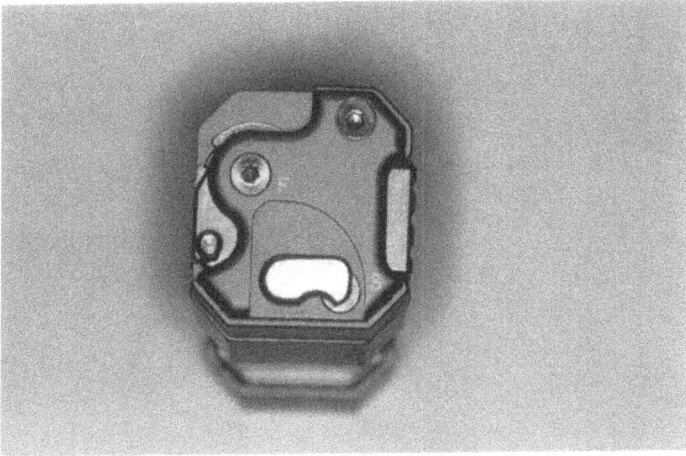

– Sicherheitshebel steht noch auf „S", wird jetzt auf „F" gedrückt

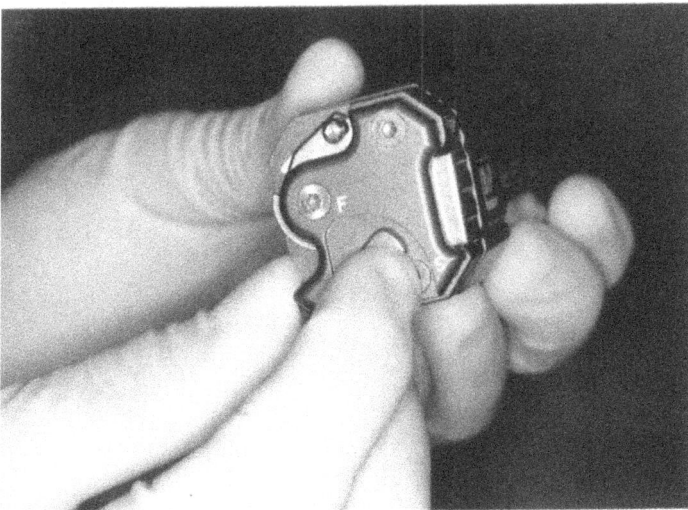

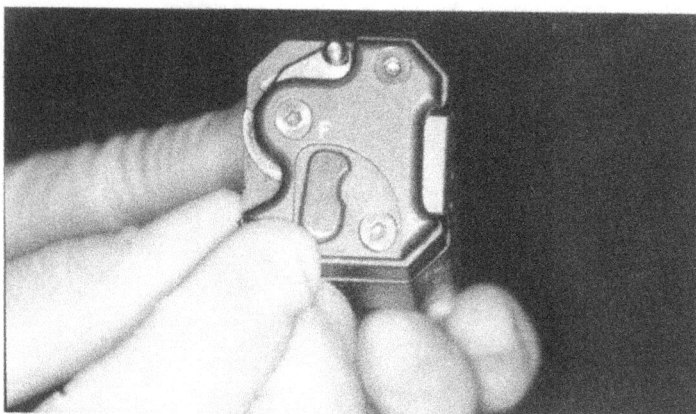

- „Abfeuern", damit Patientin die Lautstärke des Schusses hört
  wichtig: damit Patientin bei der Punktion nicht erschreckt;
  Patientin alles genau erklären und zeigen
- Spannvorgang in gleicher Weise wiederholen (Sicherheits-
  hebel bleibt auf „S")
- Stanzpistole ablegen

- Lagerung der Patientin mit um 90° abgewinkeltem Arm auf der Untersuchungsliege (entsprechend der Lage auf dem OP-Tisch)

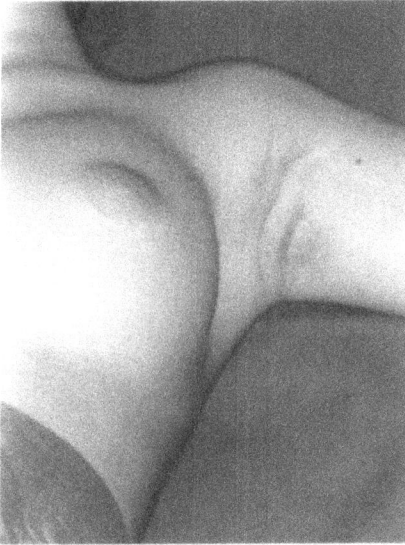

- Darstellung des Herdbefundes in 2 Ebenen, Fotodokumentation

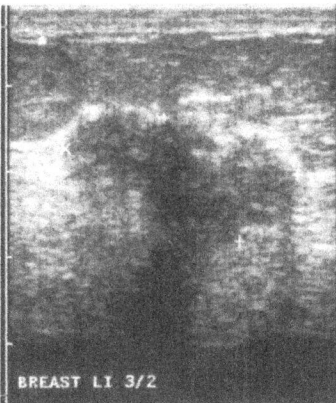

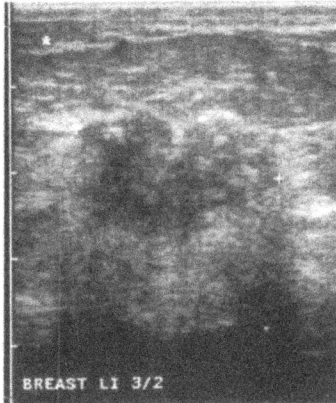

- Dokumentation: Untersuchungsbogen (Beispiel)

Herdbefund	rechts	links
1. Lokalisation		Herdbefund, 3 Uhr, 2 cm von der Mamille in 1,3 cm Tiefe
2. Größe		1,72 × 2,84 × 2,52 cm
3. Randkontur		unscharf
4. Retrotumoröses Schallverhalten		Schatten
5. Echostruktur		inhomogen
6. Echodensität		echoarm
7. Kompression (Form)		∅
8. Kompression (Struktur)		∅

Sonographische Dignitätsbeurteilung:

○ unauffällig ○ kein Anhalt für Malignom (benigne) ⊗ unklar (eher benigne)

○ unklar (eher maligne) ○ maligne

Empfehlung

Stanzbiopsie

Datum, Unterschrift befundener Arzt

- Anzeichnung des Herdbefundes auf der Brust der Patientin
- Anzeichnung der geplanten Schnittführung bzw. der Umschneidungsfigur (OP-Technik)

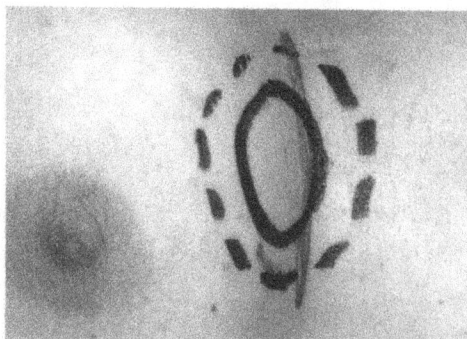

- Sterile Handschuhe anziehen
- „Abdecken" des Stanzgebietes mit sterilen Tüchern

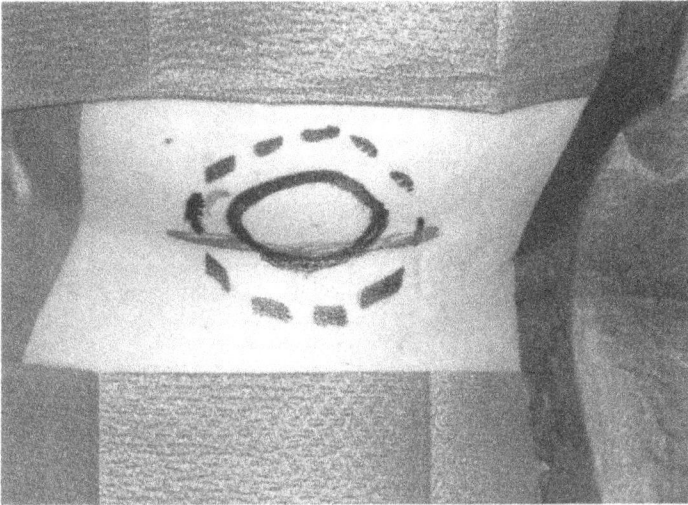

- Desinfektion der Haut (gleichzeitig dient Antiseptikum der Ankopplung des Schallkopfes an die Haut)
- Wieder Darstellen des Herdbefundes (durch Bewegung des Schallkopfes kürzesten Zugangsweg suchen)

● Anzeichnung der Einstichstelle

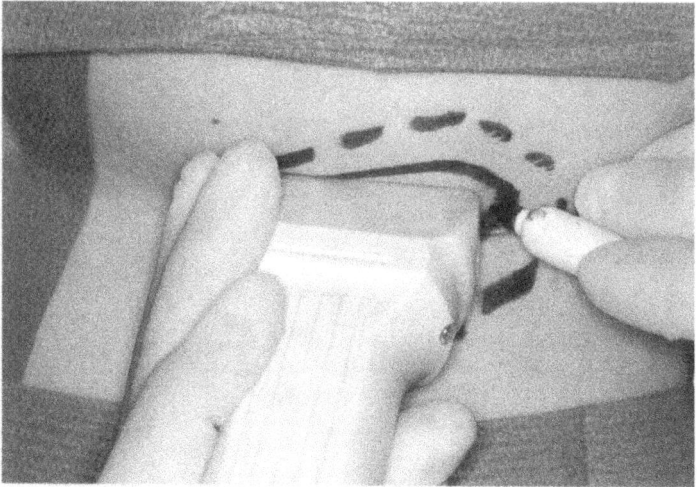

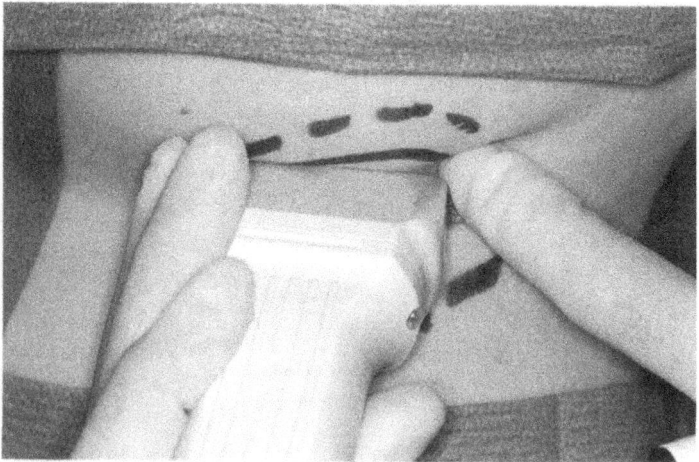

- Ggf. Korrektur der Anzeichnung der Einstichstelle, damit diese in der geplanten Schnittführung liegt

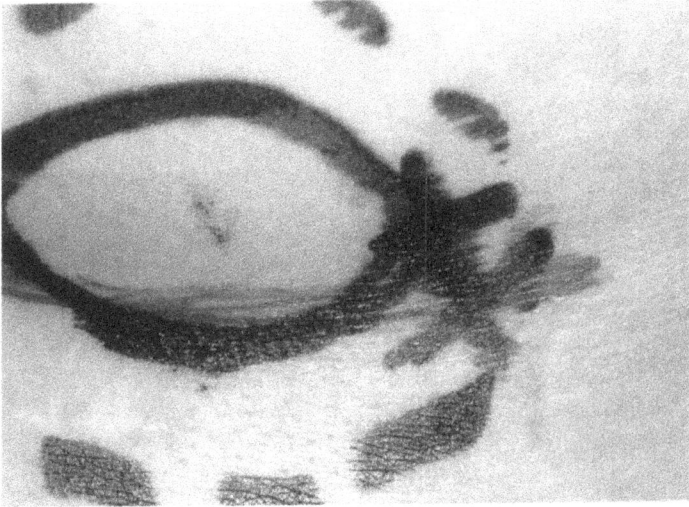

- erneute Desinfektion
- „Setzen" der Quaddel durch intrakutane Injektion des Lokalanästhetikums (1–2 ml)

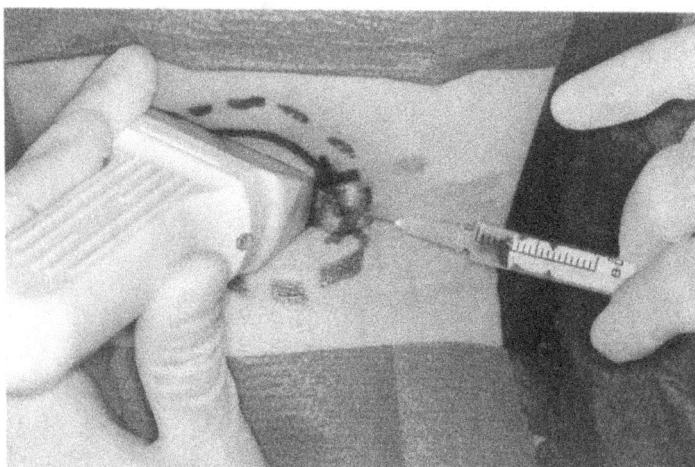

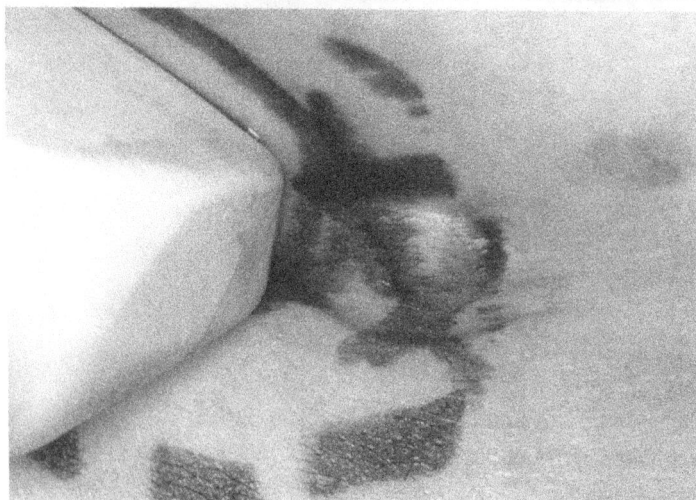

- 1 Minute warten

- Koaxialkanüle mit integrierter Koaxialnadel reichen lassen (Schwester)
    - Aufpassen, dass Koaxialkanüle und Stanznadel kompatibel sind, z. B. Koaxialnadel 13 G, Stanznadel 14 G

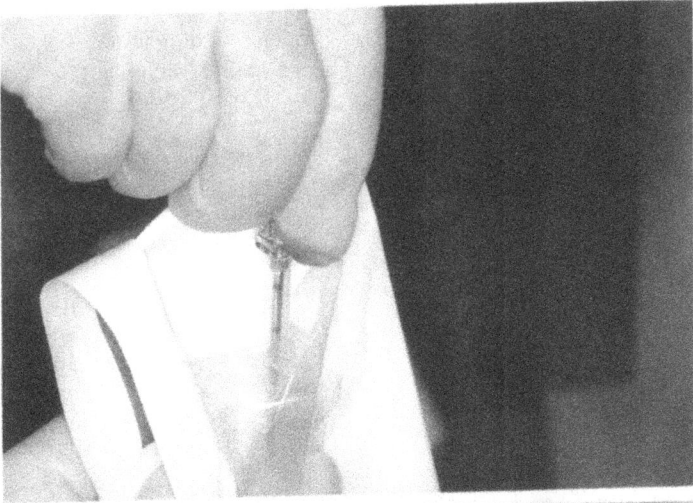

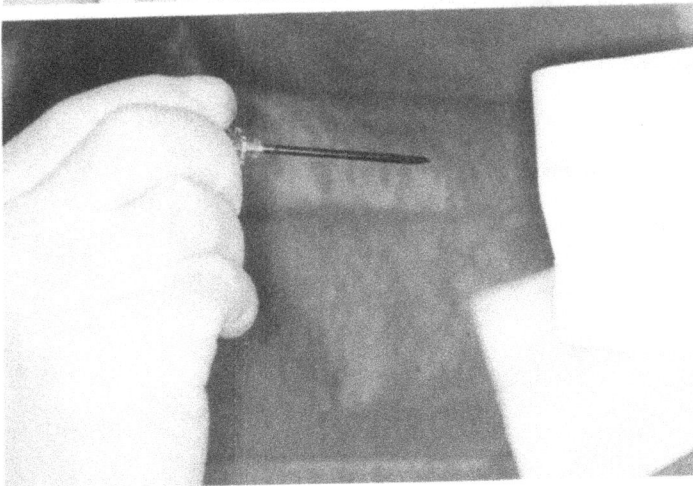

- Unter leichtem Druck drehend das scharf angeschliffene Koaxialsystem durch die Quaddel (Haut) schieben bis es auf dem Monitor sichtbar wird
- Vorschieben bis direkt vor den Herdbefund (immer unter Ultraschallsicht und Ultraschallkontrolle)
  → parallel zur Thoraxwand oder in leicht schrägem Winkel, so wird die Nadel in gesamter Länge optimal sichtbar

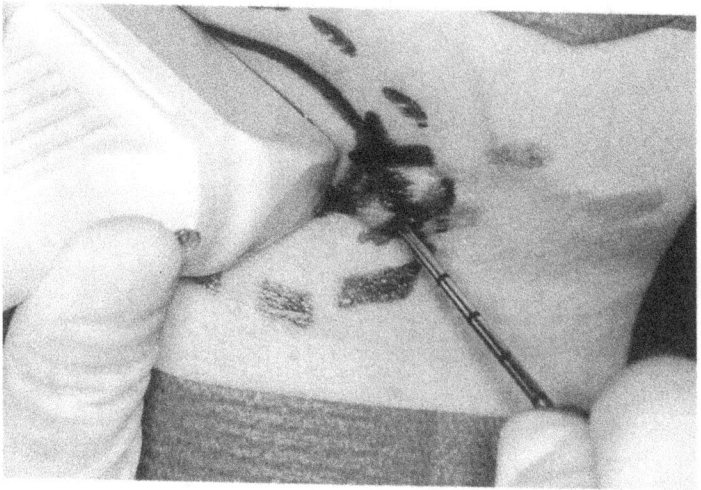

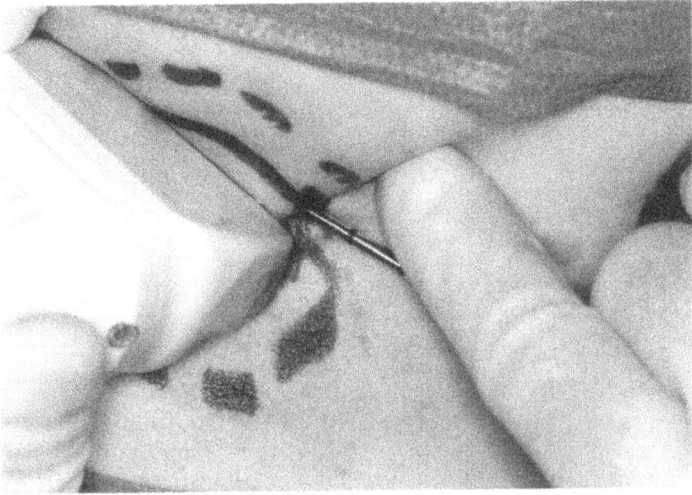

- Entfernung der Koaxialnadel aus der Koaxialkanüle (durch den zweiten Arzt oder die Schwester)

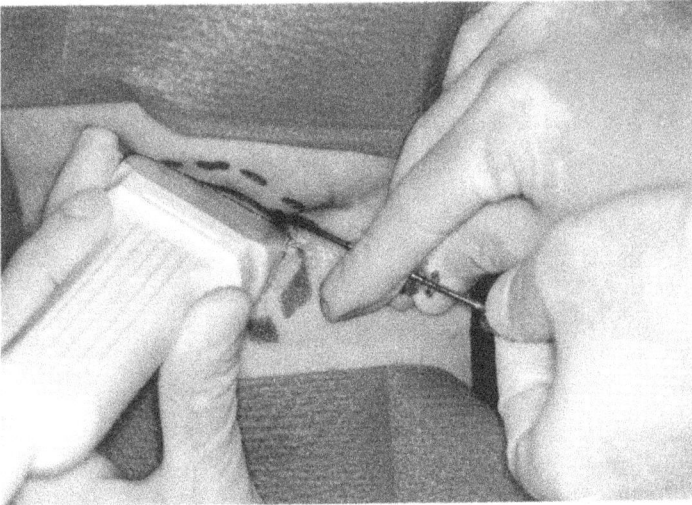

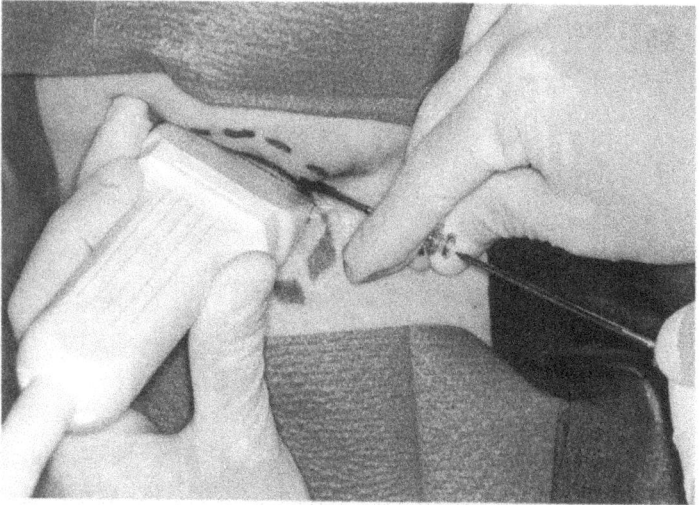

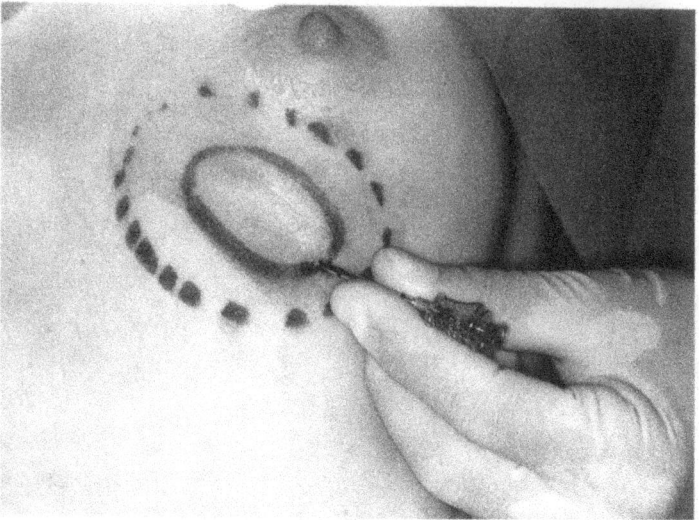

- Abgabe der Koaxialkanüle an die Schwester

- Stanzpistole reichen lassen

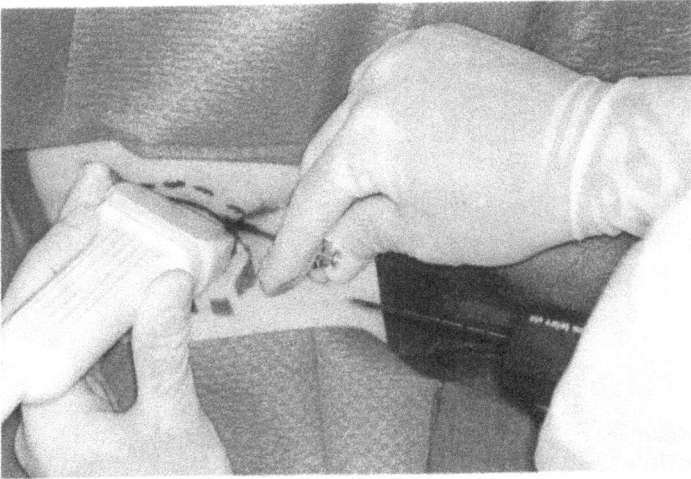

- Einführen der in der Stanzpistole eingelegten Stanznadel im gespannten, aber gesicherten Zustand in die Koaxialkanüle (durch den zweiten Arzt oder die Schwester)

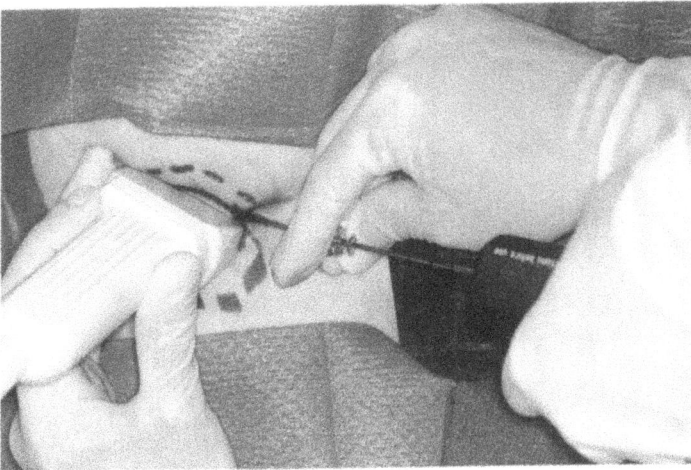

- Übernehmen der Stanzpistole (durch den ersten Arzt)
- Vorschieben der Stanznadel bis direkt vor den Herdbefund

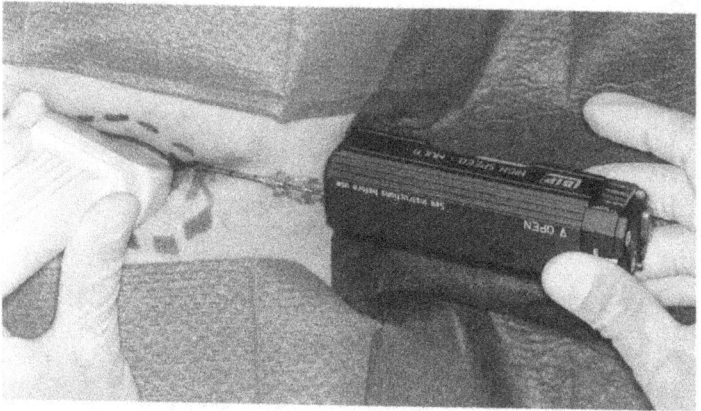

- Fotodokumentation (Nadel vor dem Herd)

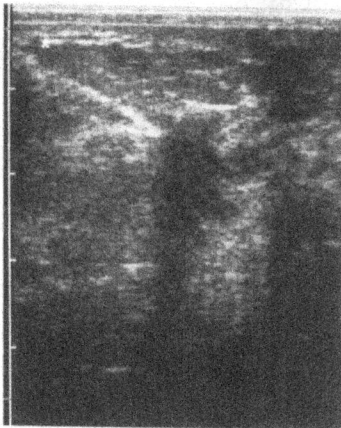

- Entsichern der Stanzpistole (<u>erst jetzt</u>)

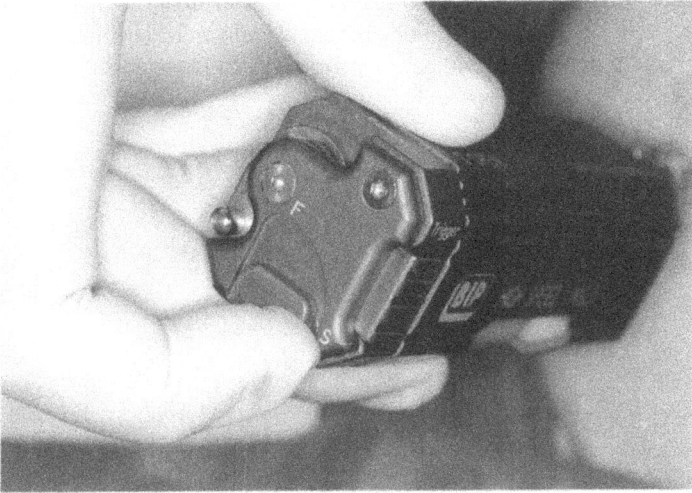

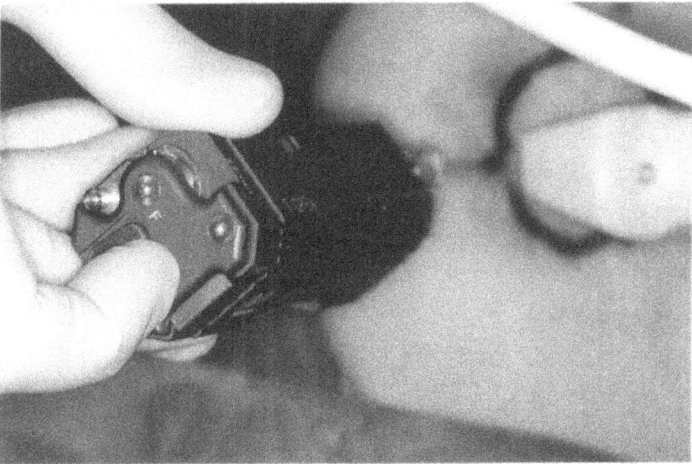

- Noch einmal Kontrolle der Nadel (Monitor)

- „Abfeuern" der Nadel durch Druck auf dem Auslöseknopf
  → dabei schiebt sich für das Auge nicht sichtbar die die
     Aussparung enthaltende innere Nadel zunächst vor, die
     Außennadel dann darüber, wodurch das Ausstanzen gelingt

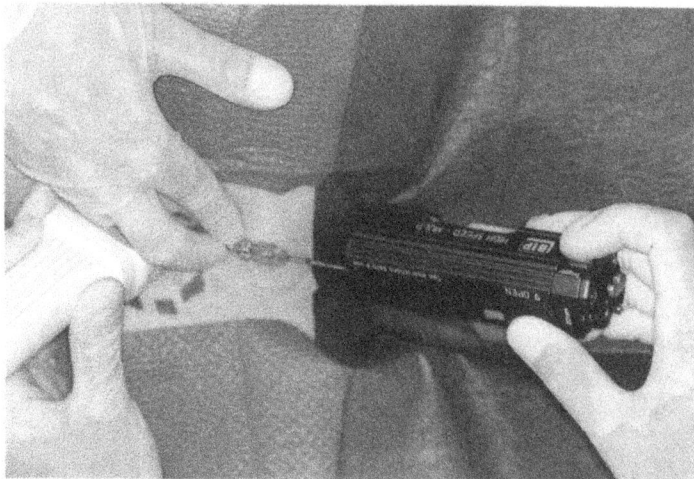

- Fotodokumentation (Nadel im Herd)

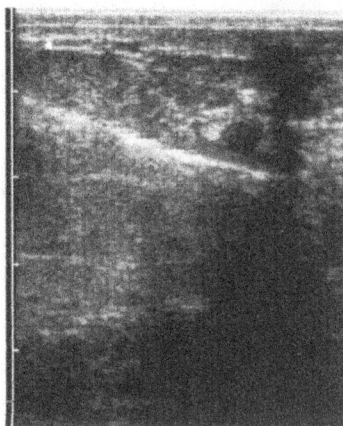

- Herausziehen der Stanznadel bei Belassen der Koaxialkanüle, die vom zweiten Arzt oder der Schwester festgehalten wird (nur ein Einstich durch die Haut notwendig)

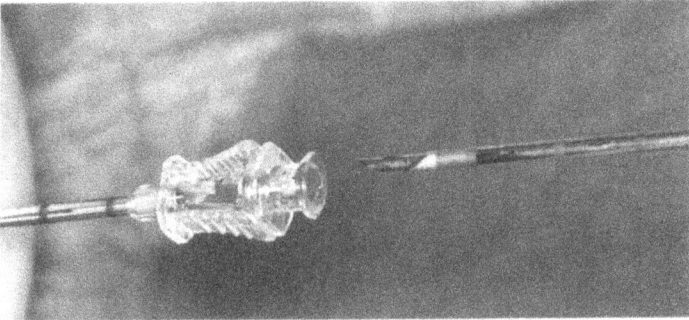

- Spannen der Stanzpistole
- Notch und Stanzzylinder werden sichtbar

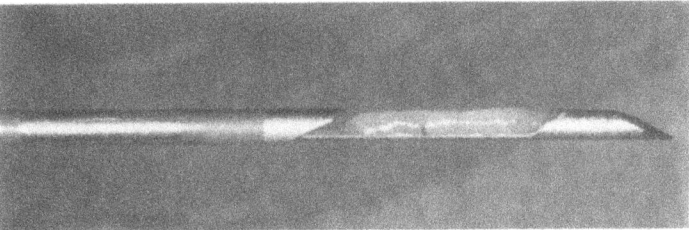

- „Herausnehmen" des Stanzzylinders mit einer Pinzette (durch die Schwester)
  → sterile Kautelen beachten

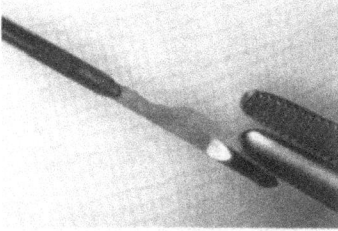

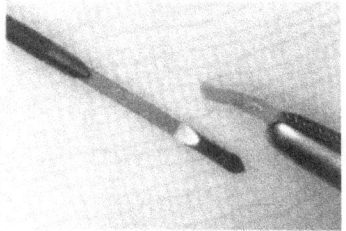

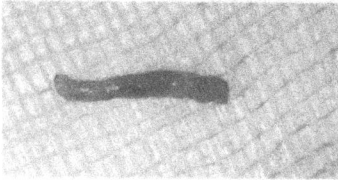

- „Ablegen" des Stanzzylinders auf einer sterilen Kompresse (durch die Schwester) oder in ein mit Formalin gefülltes Gefäß

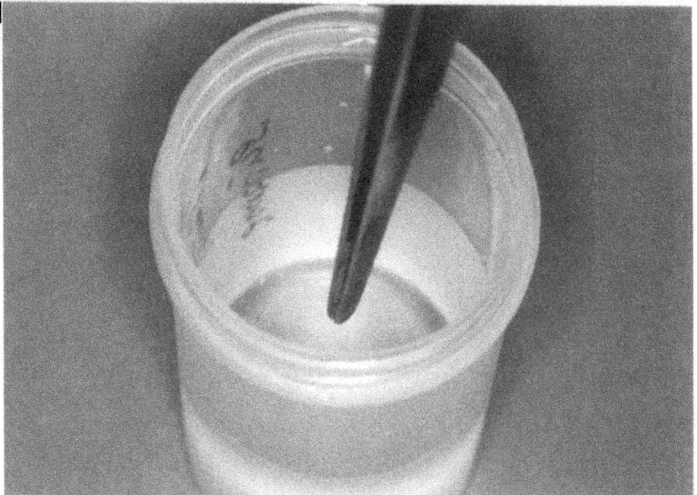

- Erneut „Spannen" der Stanzpistole
- Erneut „Einführen" der Stanznadel in die Koaxialkanüle, wieder unter Ultraschall-sicht, direkt vor dem Befund schieben
  - → mindestens dreimal insgesamt Vorgang wiederholen
  - → verschiedene Bereiche des Tumors auswählen (vorherige Stanzkanäle im Tumor sichtbar!)
  - → Stanzpistole bleibt während des gesamten Vorganges geschlossen, kein Wechseln der Nadel notwendig
- Wenn der letzte Zylinder gewonnen ist, Entfernen der Koaxialkanüle

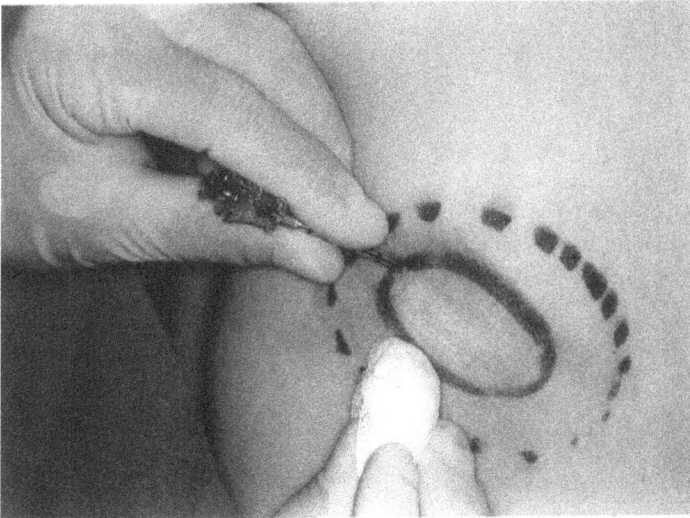

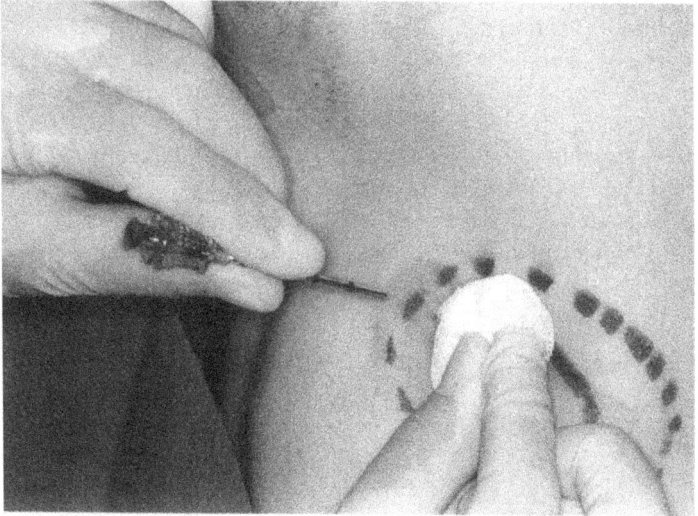

- Desinfektion
- Dann sofort sterilen Tupfer auf die „Einstichstelle"
- „Druck" (ca. 1–3 min)

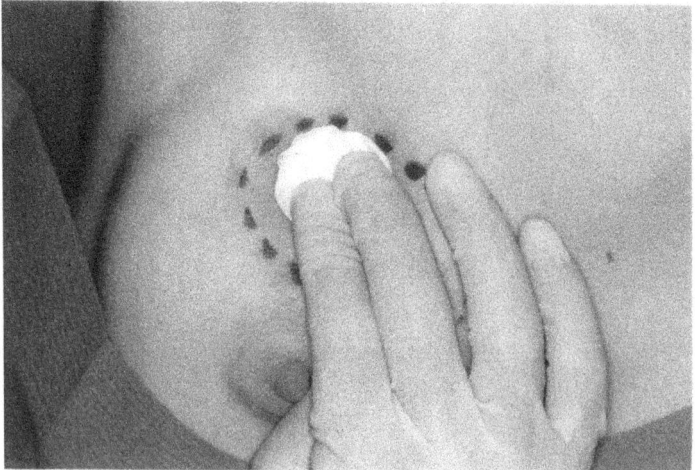

- Sterile Mullkompressen über den Tupfer legen
- „Druck"

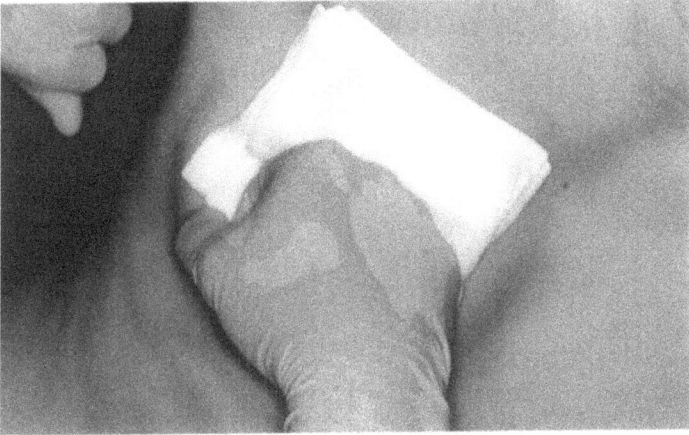

- Ein Tupfer auf die Brustwarze

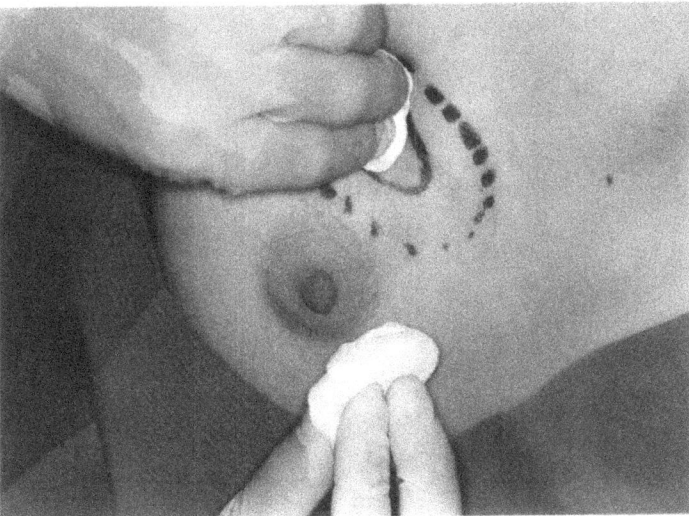

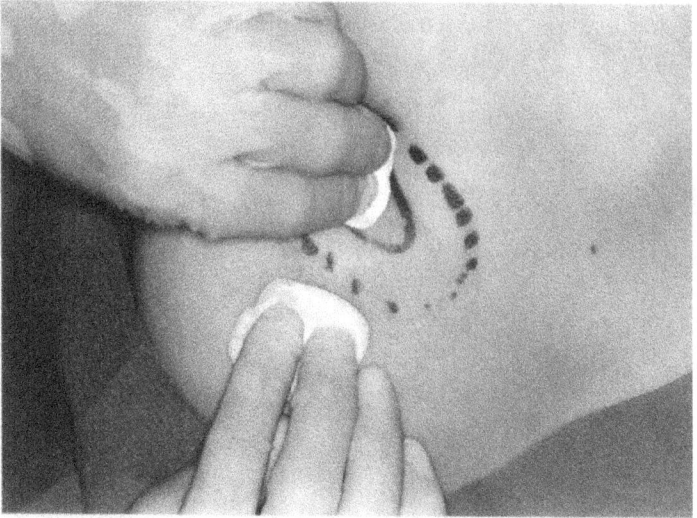

- Pflasterverband (Druck, Fixierung – z. B. Fixomull)

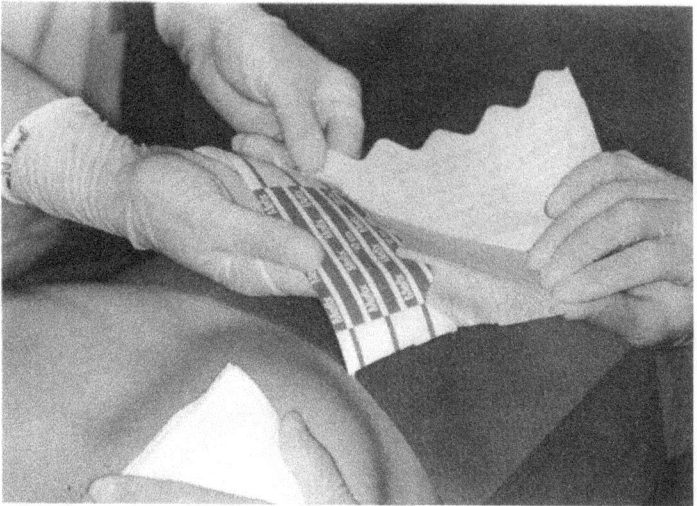

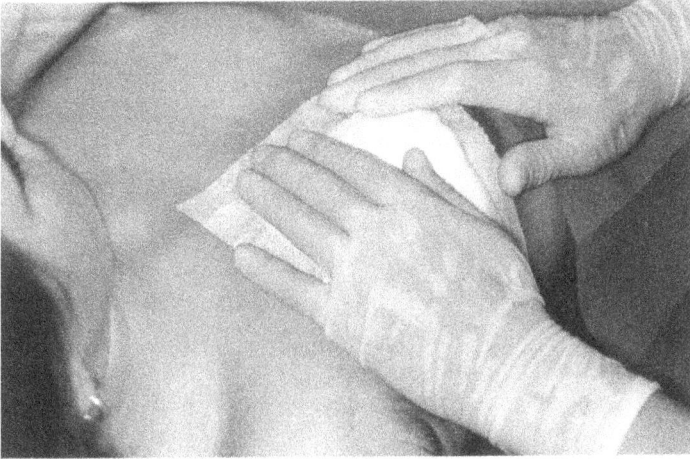

- Brustwickelverband mit elastischer Binde

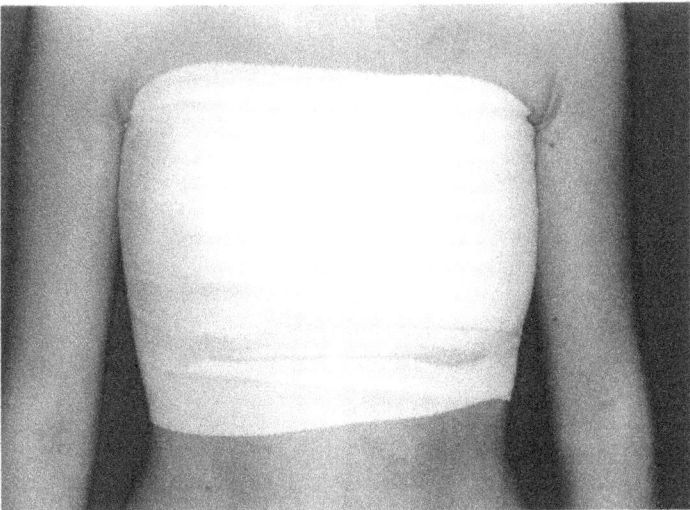

- Einlegen der Stanzzylinder in ein „Behältnis" mit Formalin, welches mit dem Patientenaufkleber vesehen ist, wenn nicht vorher schon durchgeführt
- „Ausfüllen" des Histologiescheines

Klinische Diagnose	V. a. Mastopathie rechts (DD Fibroadenom)	Letzte Eing.-Nr.
Untersuchungsgut	Brustdrüsengewebe rechts	Letzte Regel
	Stanzbiopsie (3 Zylinder)	
	Dignität?	
Entnahmedatum		

- Transport der Stanzzylinder in einem mit Formalin gefülltem Gefäß mit dem Aufkleber der Patientin in die Pathologie
- Sterilisation der Stanzpistole (Temperatur < 140 °C, alle üblichen Verfahren)

Allgemeine Hinweise

- Kleinere Befunde (<1 cm) sind nicht mit ausreichender Sicherheit zu treffen
- Immer mehrfach stanzen (mindestens dreimal)
- Immer über Koaxialkanüle stanzen (keine Tumorzellverschleppung, nur einmal Einstich notwendig)
- Stanznadeldicke mindestens 16 G, besser 14 G
- Stanznadel mit großem Vorschub nutzen, um ausreichende Materialmenge zu gewinnen (15 mm, 22 mm)
- Punktionsgeschick durch wiederholtes Üben am Phantom erwerben
- Nie unter Zeitdruck punktieren
- Erst nach jahrelanger Erfahrung in der nicht interventionellen Mammasonographie stanzen
- Nur stanzen, wenn Herdbefund in 2 Ebenen reproduzierbar darstellbar ist
- Immer parallel zur Thoraxwand und parallel zum Schallkopf stanzen
  a) um Verletzungen der Thoraxwand zu vermeiden

b) um die Nadel als reflexreichen Strich in ganzer Länge
abzubilden und auf dem Bildschirm zu verfolgen
- Auch jeden tastbaren Knoten unter Ultraschallsicht stanzen,
da der Palpationsbefund in der Regel durch entzündliche
Begleitreaktionen häufig größer erscheint als der sonographische Herd
- Bei in den bildgebenden Verfahren als gutartig eingestuften
Befunden, welche in der Stanzbiopsie bestätigt sind, viertel- bis
halbjährliche Ultraschallkontrollen möglich und notwendig,
bei Größenzunahme ist eine offene DE erforderlich (Compliance der Patientin beachten)
- Wenn eine der komplementären Untersuchungsmethoden den
Herdbefund als malignomverdächtig aufzeigt, in der Stanzbiopsie aber eine benigne Histologie beschrieben wird, muss die
Stanzbiopsie wiederholt werden oder eine offene DE erfolgen
(unbedingt auch bei einer atypisch duktalen Hyperplasie)
- Wenn möglich, immer zu zweit stanzen
- Aus onkologischer Sicht zur Vermeidung von Tumorzellverschleppung immer vor der Stanzbiopsie operative Technik
anzeichnen, um die Punktionsstelle innerhalb der Umschneidungsfigur zu platzieren, damit sichergestellt wird, dass der
Stanzkanal entfernt wird
- Zur „Selbstkontrolle" kontinuierlich Überprüfung der eigenen
Ergebnisse, Vergleich der Histologie der Stanzbiopsie und der
offenen Biopsie (Sensitivität, Spezifität)

Weiterführende Literatur

1. Bauer, M., Schulz-Wendtland, R., Krämer, S., Bühner, M., Lang, N.,
    Tulusan, A. H. (1994): Indikationen, Technik und Ergebnisse der sono-
    graphisch gezielten Stanzbiopsie in der Mammadiagnostik. Geburtsh.
    u. Frauenheilk. 554, 539–544
2. Degenhardt, F. (1998): Zytologie und Stanzbiopsie zur Kontrolle von
    Mammatumoren. Workshop – Mammasonographie des Arbeiskreises
    Mammasonographie der DEGUM und IBUS, Dreiländertreffen, Ulm,
    1.10.1998, S. 24–27

3. Degenhardt, F. (2000): Stanzbiopsie. In: Degenhardt, F.: Mammasonographie. Thieme Verlag Stuttgart · New York, S. 114–118.
4. Dronkers, D. J. (1999): Transkutane Diagnostikmethoden, präoperative
   Lokalisation und Präparatradiographie. In: Dronkers, D. J. , Hendriks,
   J. H. C. L., Holland, R., Rosenbusch, G: Radiologische Mammadiagnostik. Thieme Verlag Stuttgart · New York, S. 130–147
5. Friedrich, M. (1999): Sonographisch gesteuerte Biopsie und
   präoperative Markierung der Mamma. In Friedrich, M. (Hrsg. J.
   Schneider, H. Weitzel) : Lehratlas der Mammasonographie: Synopsis
   von Mammographie und Sonographie. Wiss. Verl.-Ges. Stuttgart, S.
   407–418
6. Heywang-Köbrunner, S. H., Schreer, I. (1996): Transkutane Biopsiemethoden. In: Bildgebende Mammadiagnostik. Thieme Verlag Stuttgart ·
   New York, S. 103–113
7. Junkermann, H., Anton, H. W., Krapfl, E., Harcos, A., von Fournier,
   D. (1993): Abklärung von Mammaläsionen durch Stanz-, Drill- und
   Feinnadelbiopsie. Der Radiologe 33, 267–270
8. Junkermann, H. (1996): Mammasonographie in Kombination mit
   minimal invasiven Verfahren in der Differentialdiagnostik von
   Mammaläsionen. In: Sohn, Ch., Blohmer, J. U. (Hrsg): Mammasonographie. Thieme Verlag Stuttgart · New York, S. 140–145.
9. Madjar, H. (1999).: Interventionelle Sonographie. In: Madjar, H.:
   Kursbuch Mammasonographie. Thieme Verlag Stuttgart · New York,
   S. 189–200
10. Ohlinger, R., Heinrich, J., Radmann, D., Budner, M. (1996): Invasive
    Mammadiagnostik unter Ultraschallsicht. Medizin im Bild 4, 9–16
11. Ohlinger, R., Hartmann, M. (1999): Praktische Durchführung der
    High-Speed-Stanzbiopsie palpabler und non-palpabler Mammabe-
    funde unter Ultraschallsicht. Gyn 4, S. 6–15
12. Parker, S. H., Jobe, W. E. et al. (1993): US-guided automated large-
    core breast biopsy. Radiology 187, 507–511
13. Parker, S. H., Burbank, F. et al. (1994): Percutaneous large-core breast
    biopsy: a multiinstitutional study. Radiology 193, 359–364

2. Drahtmarkierung unter Ultraschallsicht und Präparatsonographie

2.1 Drahtmarkierung non-palpabler Mammatumoren

Indikationen

- Nur sonographisch detektierter non-palpabler exstirpationswürdiger Herdbefund
- Sonographisches Korrelat zum Mammogramm (Ausnahme Mikrokalk in oder in der Umgebung der im Mammogramm sichtbaren Verdichtung)

Kontraindikationen

- Mikrokalk
- (Gerinnungsstörung)

Komplikationsmöglichkeiten

- Blutung
- Nachblutung
- Infektion
  - durch Desinfektion vor der Markierung und perioperative Antibiotikaprophylaxe, z. B. 1,5 g Unacid®, minimierbar
- Verletzung der Thoraxwand (Rippen, Muskulatur, Pleura [Pneumothorax])
  - durch Platzierung unter Ultraschallsicht minimierbar
- Nebenwirkung
  - Schmerzen durch vorherige Lokalanästhesie vermeidbar
  - vasovagale Synkopen durch liegende Position minimierbar

- Dislokation
  - vermeidbar, wenn Markierungsdraht im Operationssaal erfolgt und ein Hakendraht genutzt wird
  - minimierbar, wenn Markierung kurz vor der Operation erfolgt und Draht mit lockerem Verband „abgedeckt" wird

Personelle und apparative Voraussetzungen zur Durchführung

- Hoch auflösendes Ultraschallgerät mit mindestens 7–10 MHz Linearschallkopf
- Erfahrungen in der Mammasonographie, Mammographie und Mammaoperationen
- Geschicklichkeit
- Aufklärung der Patientin (mündlich, schriftlich) → Vordruck
- Schriftliche Einverständniserklärung der Patientin
- Ausschluss einer Gerinnungsstörung
- Markierungs-Set
- Übung am Phantom (Hospitation, Kurs, selbst)
- Zwei Ärzte, eine Schwester
- Möglichkeit und Kenntnis der Präparatsonographie und Präparatmammographie
- Enge interdisziplinäre Zusammenarbeit zwischen Sonographiker, Operateur, Mammographiker, Pathologe

Technische Hilfsmittel

- Ultraschallgerät mit mindestens 7–10 MHz-Linearschallkopf
- Markierungs-Set
  - Koaxialkanüle mit integriertem Markierungsdraht, z. B.
  - BIP-Twist-Marker(Bard-Angiomed)
  - Ankerdraht
  - Hakendraht
  - Doppelhakendraht
  - X-Draht
  - Z-Draht

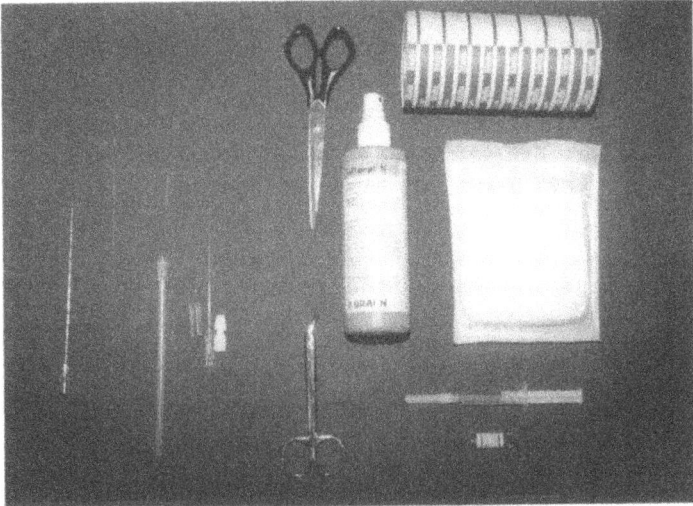

- Hautdesinfektionsmittel, z. B.
  - Skinsept F
  - Cutanisept
- sterile Handschuhe (3 Paar)
- sterile Tupfer
- sterile Mullkompressen
- Pflasterrollen
- Pflasterverband, z. B.
  - Fixomull
- Scheren (Draht), z. B.
  - Drahtschere (MEDICON, Tuttlingen, Deutschland)

Lokalisations-Sets (Auswahl)

- Peter Pflugbeil GmbH Medizinische Instrumente (Ottobrunn, Deutschland)
  - „D"-Draht Brust-Lokalisierungsnadel, 20 G, 3–15 cm Länge, Einweg, steril (nicht korrigierbar, nur chirurgisch entfernbar)

- Brustlokalisierungsnadel, 20 G, 3–15 cm, Länge, Einweg, steril (nicht korrigierbar, aber chirurgisch entfernbar)
- Simon-Brust-Lokalisations-Nadel, 20 G, 5,5–7,5 cm Länge, Einweg, steril (korrigierbar)

• Somatex®, Medizinische Instrumente GmbH (Berlin, Deutschland)
  - Lokalisations-Set, Hakendraht (hook wire)
    0,9 mm Durchmesser, 50–120 mm Länge, Einweg, steril (nicht korrigierbar, nur chirurgisch entfernbar)
  - Duo-System, korrigierbares Lokalisations-Set
    0,95 mm Durchmesser, 50–120 mm Länge, Einweg, steril (korrigierbar)
  - Spezial rigides Lokalisations-Set – S. R., Hakendraht (hook-wire)
    0,9 mm Durchmesser, 90–120 mm Länge, Einweg, steril (nicht korrigierbar, nur chirurgisch entfernbar)
  - Lokalisations-Set mit Drahtverstärkung nach Strobel, Hakendaht (hook wire)
    0,9 mm Durchmesser, 90–120 mm Länge, Einweg, steril (nicht korrigierbar, nur chirurgisch entfernbar)
  - Anker-Draht-Lokalisations-Set, Ankerdraht (Anchor-wire)
    1,20 mm Durchmesser, 50-120 mm Länge, Einweg, steril (nicht korrigierbar, nur chirurgisch entfernbar)
  - Lokalisations-Set mit Z-Draht, Modell Charite, Z-Draht (Z-wire)
    0,9 mm Durchmesser, 50–120 mm Länge, Einweg, steril (nicht korrigierbar, nur chirurgisch entfernbar)
  - Lokalisations-Set mit X-Draht, (X-wire)
    1,20 mm Durchmesser, 90–120 mm Länge, Einweg, steril (nicht korrigierbar, nur chirurgisch entfernbar)

• C. R. Bard GmbH, angiomed® (Karlsruhe, Deutschland)
  - BIP Twist-Marker
    0,3 mm Drahtdurchmesser, 1,4 mm Wendeldurchmesser, 180 mm Länge
    (korrigierbar)

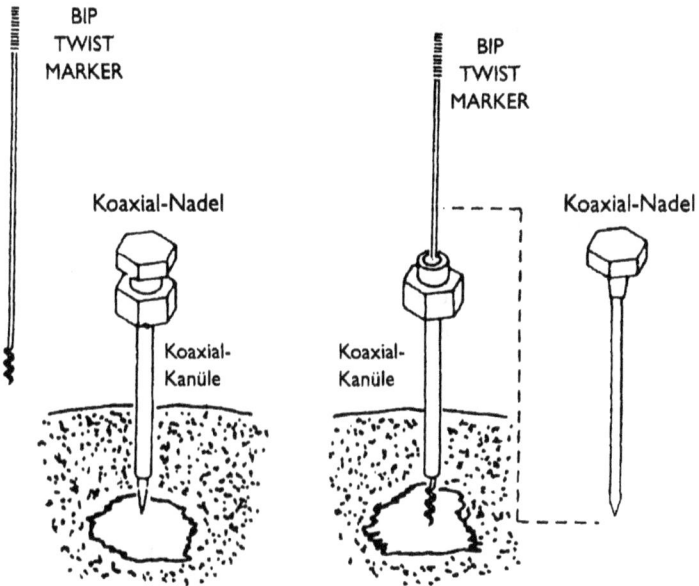

- BIP Twist-Marker
  mit BIP Koaxial-System
  Koaxialnadel 14 G, 16 G
  Koaxialnadel 16 G, 15 G
  100–160 mm Länge

- DuaLok® Markierungsdraht, Doppelhakensystem
  (korrigierbar)

Praktische Durchführung

- Dokumentierte Patientenaufklärung (inkl. Unterschrift);
  erhältlich beim perimed Compliance Verlag
- Vorbereitung
  - Begutachtung aller für die Markierung notwendigen Hilfs-
    mittel
  - Lokalanästhetikum aufziehen (Schwester)
- Bequeme Lagerung der Patientin mit im rechten Winkel abge-
  winkelten Arm auf der Untersuchungsliege (Simulation der
  Lage auf dem OP-Tisch)
- Ankopplung des Schallkopfes über Hautdesinfektionsmittel
- Darstellung des Herdbefundes in 2 Ebenen (Printerdokumen-
  tation), Größenbestimmung (sagittal und transversal, Uhrzeit,
  Entfernung von der Mamille, Tiefe ohne Kompression)
- Dokumentation, z. B. Herdbefund links, 2 Uhr, 6 cm von der
  Mamille in 2,4–3,2 cm Tiefe, Größe: 8,5 × 7,3 × 9,4 mm
- Anzeichnung des Herdbefundes auf der Haut mit einem alko-
  holfesten Farbstift
- Anzeichnung der Umschneidungsfigur für geplante Operation
- Desinfektion der Haut
- Darstellung des Herdbefundes
- Intrakutane Injektion eines Lokalanästhetikums (1–2 ml),
  Quaddelbildung
- 1–2 min warten
- Markierungsdraht mit Koaxialkanüle reichen lassen
- Markierungsdraht in die Koaxialkanüle zurückziehen bis
  Doppelhaken verschwindet
  → vor den Augen der Patientin, um Verständnis für den Mar-
  kierungvorgang zu erlangen und Angst zu nehmen
- Erneut Hautdesinfektion
- Die scharf angeschliffene Koaxialkanüle durch die Hautquad-
  del an der schmalen Seite des Schallkopfes leicht drehend und
  mit etwas Druck vorschieben (max. 30°, damit Nadel in ganzer
  Länge sichtbar bleibt)

- Unter Ultraschallsicht Vorschieben der Koaxialkanüle bis unmittelbar vor den Herdbefund
- Fotodokumentation
- Jetzt durch einen zweiten Arzt Vorschieben des Markierungsdrahtes, während der erste Arzt die Führungskanüle in Position hält
- Während der zweite Arzt den Markierungsdraht festhält, wird durch den ersten Arzt die Führungskanüle langsam zurück und durch die Haut wieder herausgezogen
- Jetzt übernimmt der erste Arzt das „Festhalten" des Markierungsdrahtes direkt über der Haut und zieht mit der anderen Hand die Koaxialkanüle ab
- Fotodokumentation (mit Korrektur im oder am Herdbefund gelegener Drahtspitze)
- Unter Festhalten des Drahtes (erster Arzt) greift die Schwester (oder zweiter Arzt) das Ende des Drahtes
- Nach „Reichen" der Schere, Kürzen des Markierungsdrahtes ca. 2 cm über Hautniveau
- Hautdesinfektion
- Eingeschnittene sterile Mullkompressen von zwei Seiten an den Markierungsdraht legen
- Wenn Brustwarze nicht mit bedeckt, mit Tupfer abdecken
- 2–3 weitere Mullkompressen darüber platzieren
- Fixomull-Verband (locker)
- Patientin auf Station

Alternativen

- Markierung im Operationssaal
  - wenn Ultraschallgerät im Operationssaal vorhanden
  - wenn Ultraschallgerät in Operationssaal transportierbar
  - bei Angst der Patientin
  - bei Gerinnungsstörung
- Markierung in ventro-dorsaler Richtung (kürzester Zugangsweg) an der Längsseite (90°) des Schallkopfes (senkrechtes Einstechen neben dem Transducer)

– Orientierung an der cm-Markierung der Markierungsnadel
– Nachteil: nur Nadelspitze als reflexreicher Punkt sichtbar

Praktische Durchführung (in Bildern)

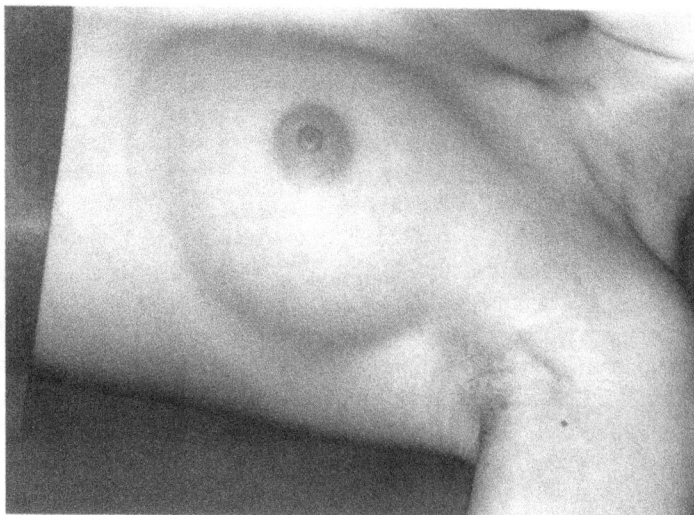

- Vorbereitung
  – Begutachtung aller für die Markierung notwendigen Hilfs-
    mittel
  – Lokalanästhetikum aufziehen (Schwester)
- Bequeme Lagerung der Patientin mit im rechten Winkel abge-
  winkelten Arm auf der Untersuchungsliege (Simulation der
  Lage auf dem OP-Tisch)
- Ankopplung des Schallkopfes über Hautdesinfektionsmittel

- Darstellung des Herdbefundes in 2 Ebenen (Printerdokumentation), Größenbestimmung (sagittal und transversal, Uhrzeit, Entfernung von der Mamille, Tiefe ohne Kompression)

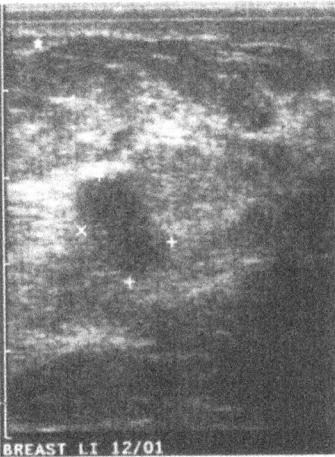

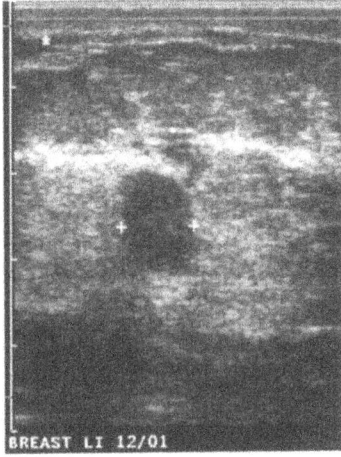

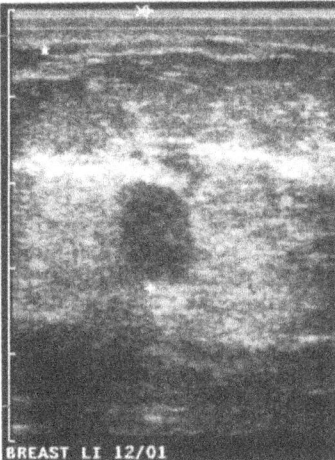

- Dokumentation: Untersuchungsbogen (Beispiel)

Herdbefund	rechts	links
1. Lokalisation		Herdbefund, 12 Uhr,
		1 cm von der Mamille
		in 1,9–3,21 cm ohne Kompress.
2. Größe		1,28 × 1,1 × 0,88 cm
3. Randkontur		unscharf, glatt
4. Retrotumoröses Schallverhalten		unverändert
5. Echostruktur		homogen
6. Echodensität		echoarm
7. Kompression (Form)		(+)
8. Kompression (Struktur)		Tumorachse: senkrecht

Sonographische Dignitätsbeurteilung:

○ unauffällig   ○ kein Anhalt für Malignom (benigne)   ⊗ unklar (eher benigne)

○ unklar (eher maligne)   ○ maligne

Empfehlung

Mamma DE links nach sonographischer Drahtmarkierung
+ Präparatsonographie

- Anzeichnung des Herdbefundes auf der Haut mit einem alkoholfesten Farbstift
- Anzeichnung der Umschneidungsfigur für die geplante Operation

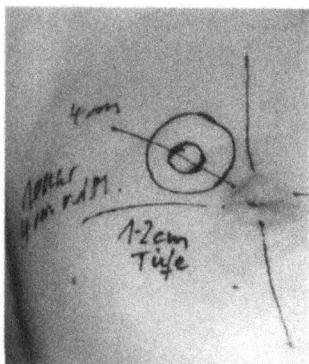

- Desinfektion der Haut
- Darstellung des Herdbefundes
- Intrakutane Injektion eines Lokalanästhetikums (1–2 ml), Quaddelbildung
- 1–2 Minuten warten

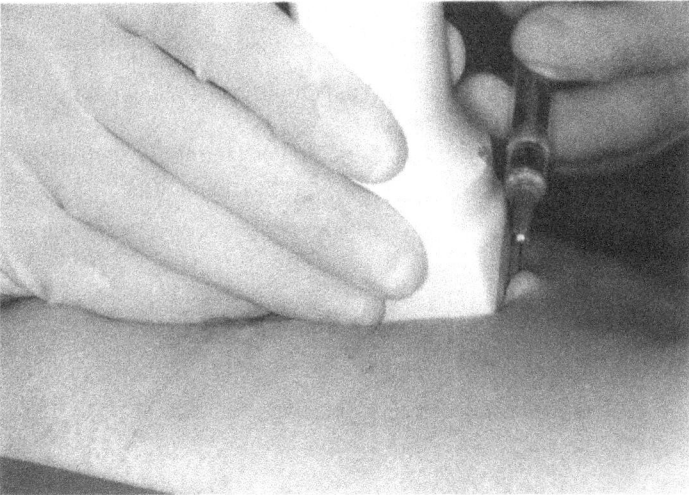

- Markierungsdraht mit Koaxialkanüle reichen lassen

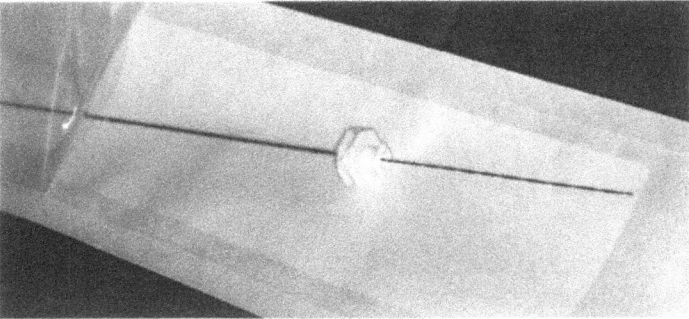

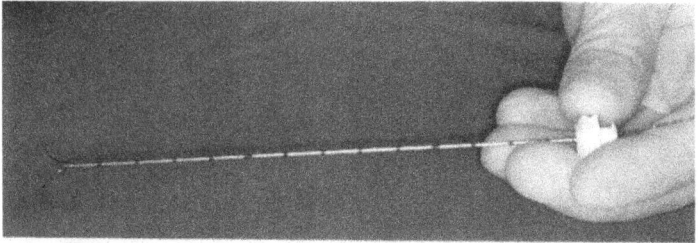

- Markierungsdraht in die Koaxialkanüle zurückziehen bis
  Doppelhaken verschwindet
  → vor den Augen der Patientin, um Verständnis für den Markie-
  rungsvorgang zu erlangen und Angst zu nehmen

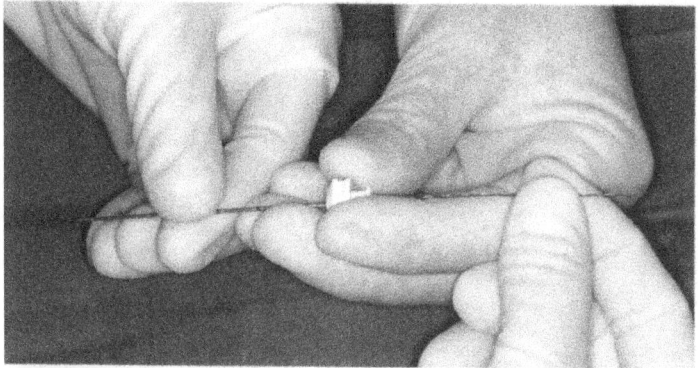

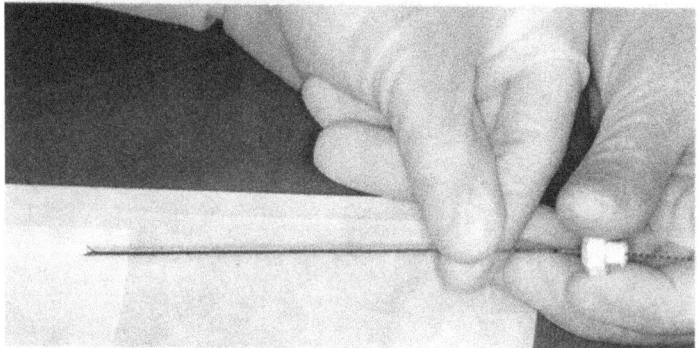

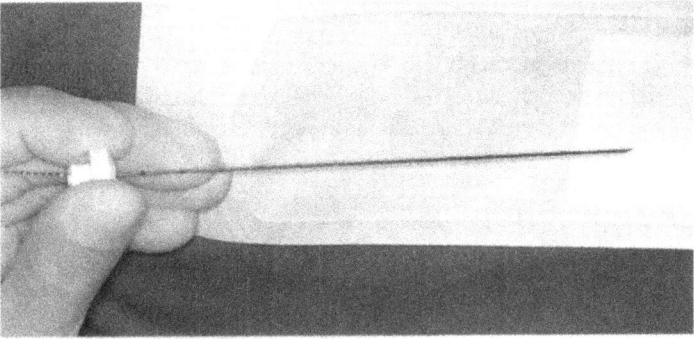

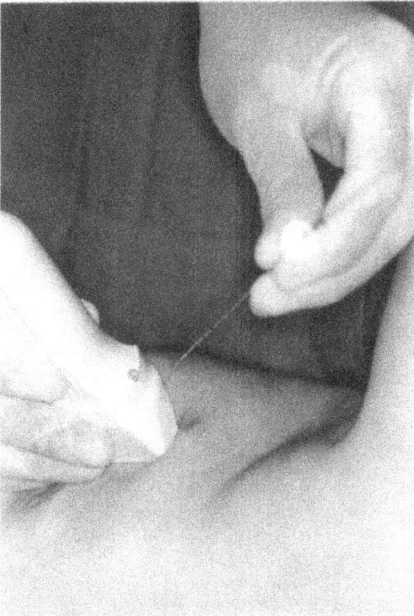

- Erneut Hautdesinfektion
- Die scharf angeschliffene Koaxialkanüle durch die Hautquad-
  del an der schmalen Seite des Schallkopfes leicht drehend und
  mit etwas Druck vorschieben (max. 30°, damit Nadel in ganzer
  Länge sichtbar bleibt)

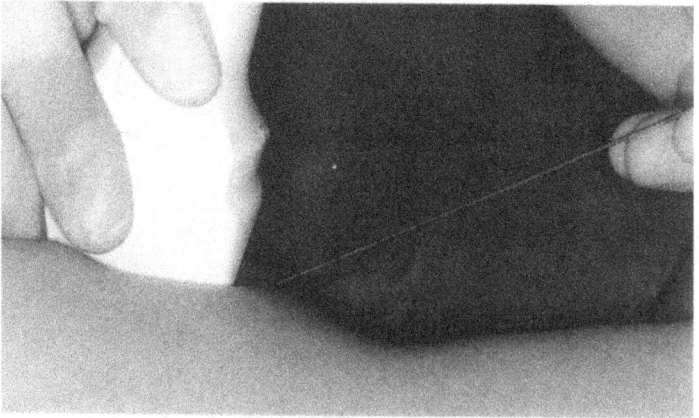

- Unter Ultraschallsicht Vorschieben der Koaxialkanüle bis
  unmittelbar vor den Herdbefund

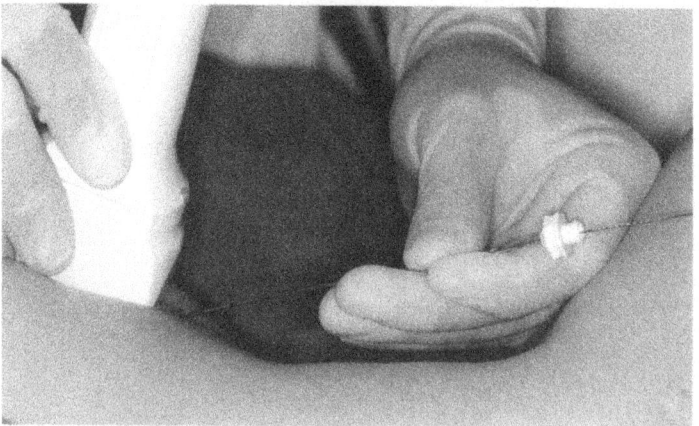

- Fotodokumentation
- Jetzt durch einen zweiten Arzt oder Schwester Vorschieben des Markierungsdrahtes, während der erste Arzt die Führungskanüle in Position hält

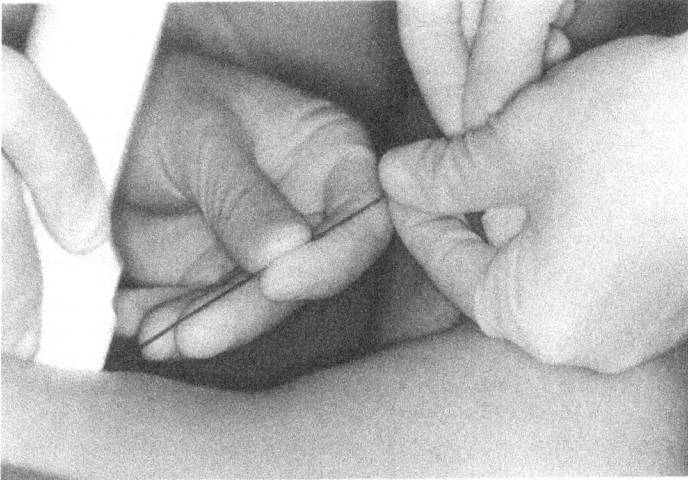

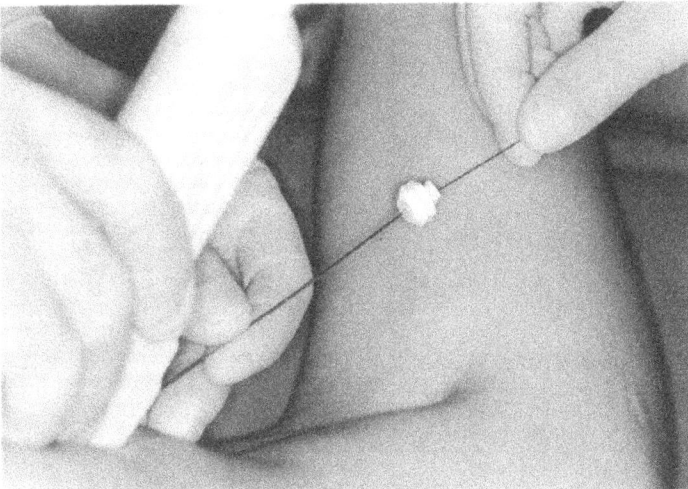

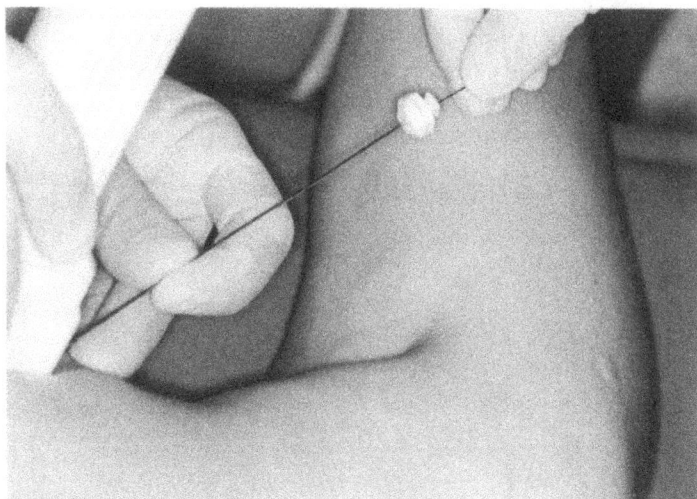

- Wenn der Doppelhaken direkt vor oder im Herdbefund loka-
  lisiert wurde und während der zweite Arzt den Markierungsdraht festhält, wird durch den ersten Arzt die Führungskanüle
  langsam zurück- und durch die Haut wieder herausgezogen

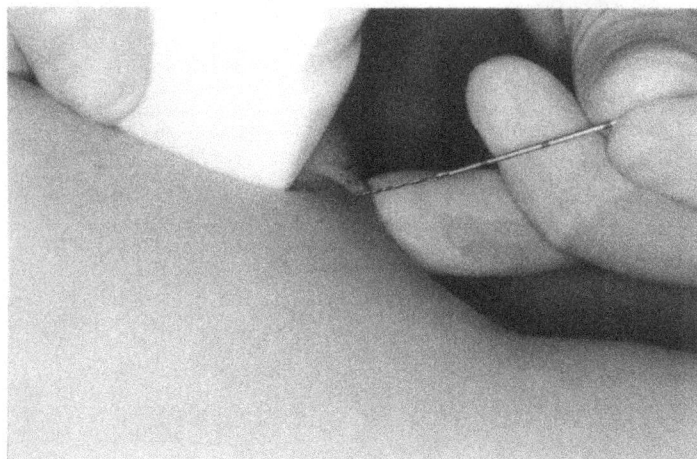

- Jetzt übernimmt der erste Arzt das „Festhalten" des Markierungsdrahtes direkt über der Haut und zieht mit der anderen
Hand die Koaxialkanüle ab

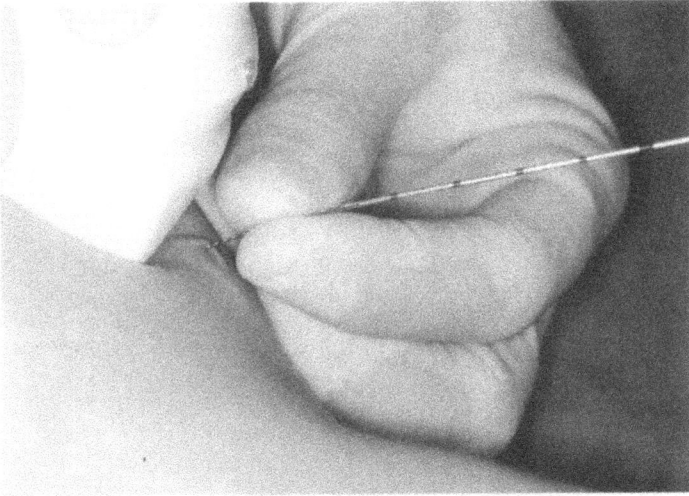

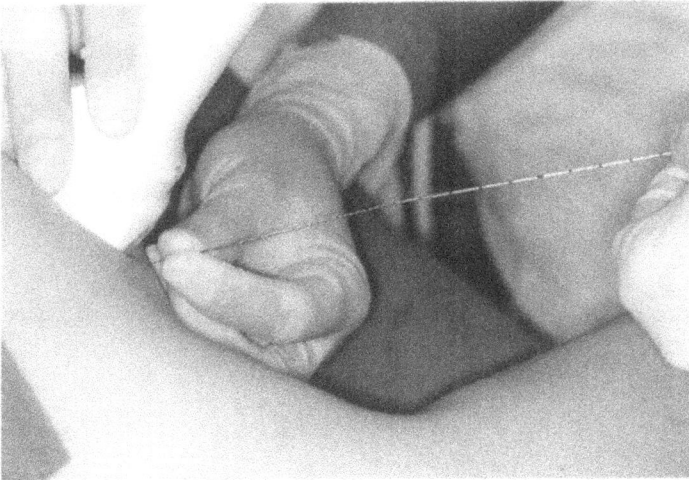

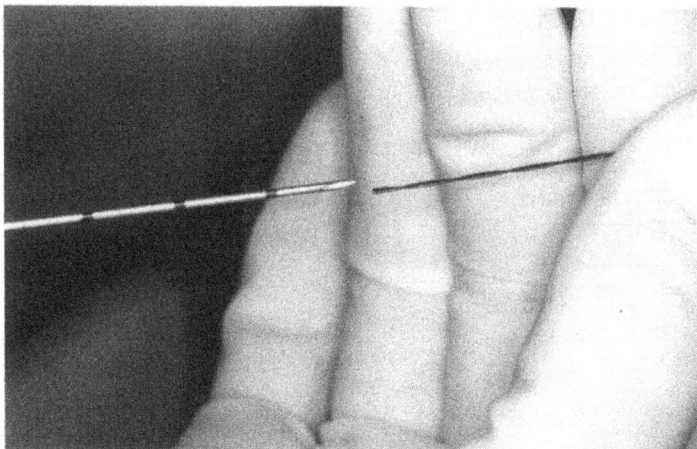

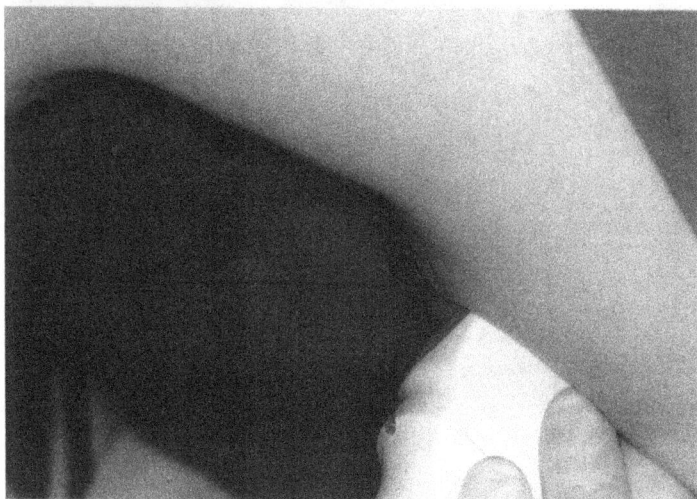

- Fotodokumentation (mit korrekt im oder am Herdbefund gelegener Drahtspitze)

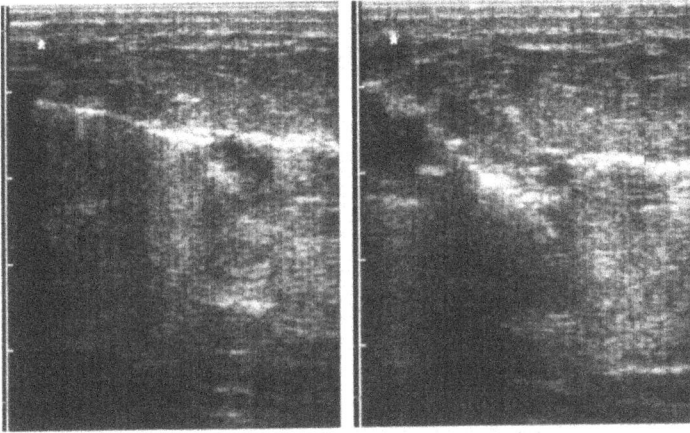

- Unter Festhalten des Drahtes (erster Arzt) greift der zweite Arzt (oder eine Schwester) das Ende des Drahtes
- Nach „Reichen" der Schere, Kürzen des Markierungsdrahtes ca. 2 cm über Hautniveau

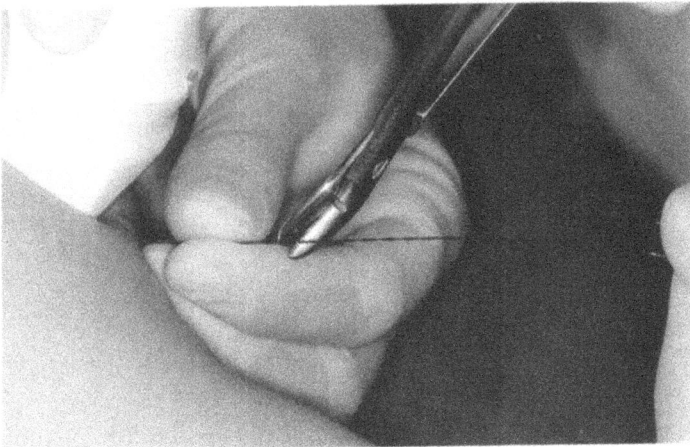

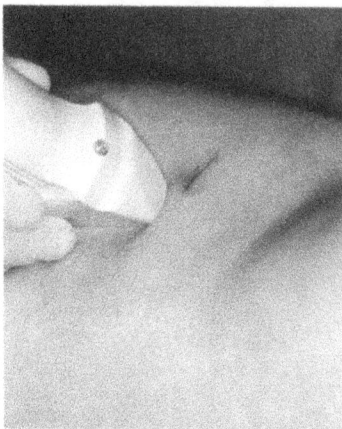

- Hautdesinfektion
- Eingeschnittene sterile Mullkompressen von zwei Seiten an den Markierungsdraht legen

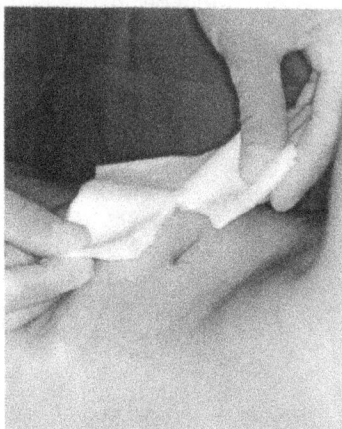

- Wenn Brustwarze nicht mit bedeckt, mit Tupfer abdecken
- 2–3 weitere Mullkompressen darüber platzieren

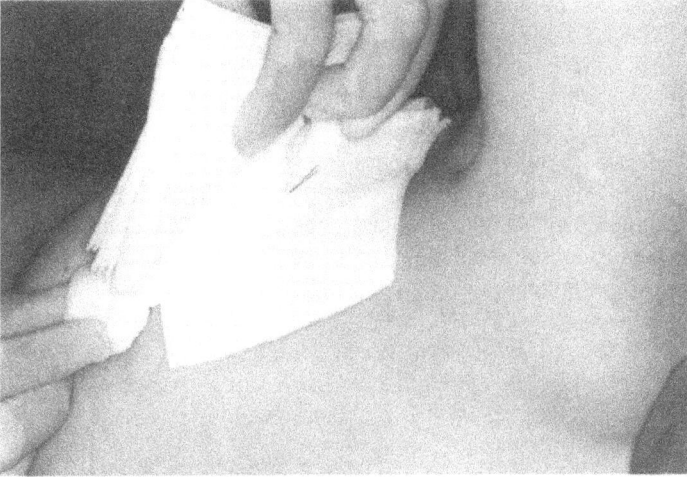

- Fixomull-Verband (locker)

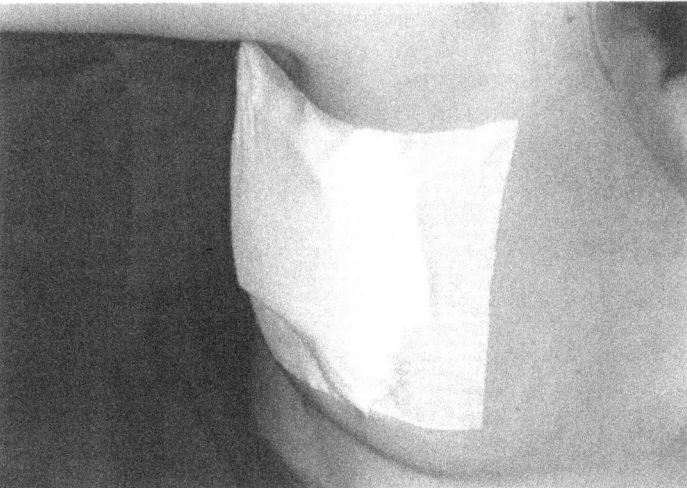

Allgemeine Hinweise

- Markierung bei Hospitationen oder Kursen erlernen
- Markierung sollte am Phantom häufig geübt werden
- Lange Erfahrung in der nicht interventionellen Mammasonographie
- Markierung sollte durch Operateur oder den Operationsassistenten durchgeführt werden (*Voraussetzung:* gleichzeitiges Beherrschen der Mammasonographie)
- Operateur sollte immer, aber insbesondere wenn keine Erfahrung in der Mammasonographie besteht, bei Markierung anwesend sein oder diese assistieren
- Markierung nur, wenn auch Möglichkeit zur Präparatsonographie und/oder -mammographie vorhanden ist und dieses auch „beherrscht" wird
- Größere Sicherheit durch zwei Ärzte, die die Mamma sonographie, die Markierung, die Operation und die Präparatsonographie „beherrschen"
- Bei Markierung Patientin so hinlegen lassen wie auf dem OP-Tisch
- Markierung präoperativ in Lokalanästhesie in der Ultraschallabteilung oder im Operationssaal nach Narkoseeinleitung möglich (letzteres bei sehr ängstlichen Patientinnen)
- Um sicher zu gehen, dass sich die Spitze des Markierungsdrahtes in oder am Herdbefund befindet, kann man diesen bewegen und sieht so die Bewegung des Herdbefundes

Weiterführende Literatur, inkl. Präparatsonographie (Auswahl)

1. Heywang-Köbrunner, S. H., Schreer, I. (1996): Transkutane Biopsiemethoden. In: Bildgebender Mammadiagnostik, S. 103–113. Thieme Verlag, Stuttgart · New York
2. Fornage, B. D., Ross, M. I., Singletary, S. E., Paulus, D. D. (1994): Localization of impalpable breast masses: Value of sonography in the operating room and scanning of excised specimens. AJR 163: 569–573

3. Junkermann, H. (1996): Mammasonographie in Kombination mit minimal invasiven Verfahren in der Differentialdiagnostik von Mammaläsionen. In: Sohn, Ch., Blohmer, J. U. (Hrsg): Mammasonographie, S. 140–145. Thieme Verlag, Stuttgart · New York
4. Kopans, D. B., Smith, B. L. (1996): Preoperative imaging guided needle localization and biopsy of nonpalpable breast lesions. In: Disease of breast, ed. by Gay R. Harris et al., S. 139–144
5. Ohlinger, R., Heinrich, J., Radmann, D., Budner, M. (1996): Invasive Mammadiagnostik unter Ultraschallsicht. Medizin im Bild 4: 9–15
6. Ohlinger, R., Hartmann, M., Biel, P. (1998): Praktische Durchführung der präoperativen Drahtmarkierung non-palpabler Mammabefunde unter Ultraschallsicht. Gyn (3), 1–8
7. Rifkin, M. D., Schwartz, G. F., Pasto, M. E. et al (1988): Ultrasound for guidance of breast mass removal. J. Ultrasound Med. 7: 261–263
8. Rissanen, T. J., Mäkäräinen, H. P., Kivinilemi, H. O., Suramo, I. J. G. (1994): Ultrasonographically guided wire localization of nonpalpable breast lesions. J. Ultrasound Med 13: 183–188
9. Schwartz, G. F., Goldberg, B. B., Rifkin, M. D., Dorazio, S. E. (1988): Ultrasonography: An alternativ to x-ray-guided needle localization of nonpalpable breast masses surgery 104: 870–873

2.2   Präparatsonographie

Voraussetzungen zur Durchführung

• Leistungsfähiges Ultraschall-Gerät mit hochauflösenden Ultraschall-Transducer (mindestens 7 MHz) Linearschallkopf
• Langjährige Erfahrung in der Mammasonographie (Mammographie, Mammachirurgie)
• Erfahrung in der präoperativen Drahtmarkierung
• Durchführender muss Herdbefund präoperativ selbst durch Untersuchung an Patientin gesehen und ausgemessen haben
• Übung bei Hospitationen, Kursen und am Phantom

Technische Hilfsmittel

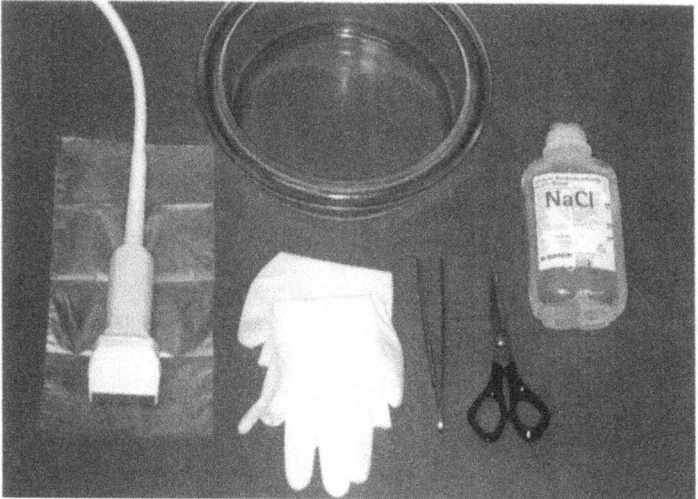

- Flaches breites Gefäß (Glas, Plaste)
- NaCl (500 ml)
- Pinzette (anatomisch)
- „Überzug" für den Schallkopf (z. B. Ultracover® IM products GmbH, Kleve, Deutschland)
- Hochauflösendes Ultraschallgerät mit 7–10 Mhz Linearschallkopf
- Handschuhe

Praktische Durchführung

Mamma DE (Diagnostische Exstirpation) nach sonographischer Drahtmarkierung

- Draht und fadenmarkiertes Brustdrüsengewebe nach Exzision im Operationssaal oder in der Ultraschallabteilung mit der Pinzette in Natriumchlorid gefüllte Schale legen
- Natriumchlorid nachfüllen bis Exzidatgewebe bedeckt ist

- Schutzhülle über den Schallkopf ziehen, mit einer Hand über Pinzette Exzidat festhalten
- Aufsuchen und Ausmessen des Herdbefundes, Vergleich mit den Voraufnahmen
- Ausmessen des Abstandes zum Rand des Exzidates (vermeintlicher tumorfreier Randsaum)
- Printer-Dokumentation
- Schallkopf auf das Exzidat „setzen" und über dieses bewegen (Druck variabel)
- Mitteilung an den Operateur
- Beendigung der Operation oder notwendige Nachresektion → wenn mammographisches Korrelat, im Anschluss unbedingt Präparatmammographie → erst dann Beendigung der Operation
- Exzidat (in Formalin) in die Pathologie

Praktische Durchführung (in Bildern)

- Draht und fadenmarkiertes Brustdrüsengewebe nach Exzision im Operationssaal oder in der Ultraschallabteilung mit der Pinzette in mit Natriumchlorid gefüllte Schale legen
- Natriumchlorid nachfüllen bis Exzidatgewebe bedeckt ist

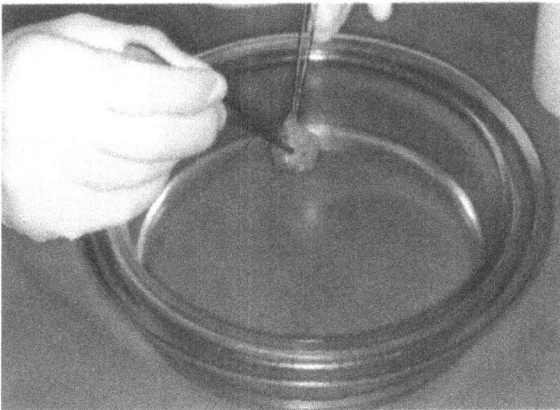

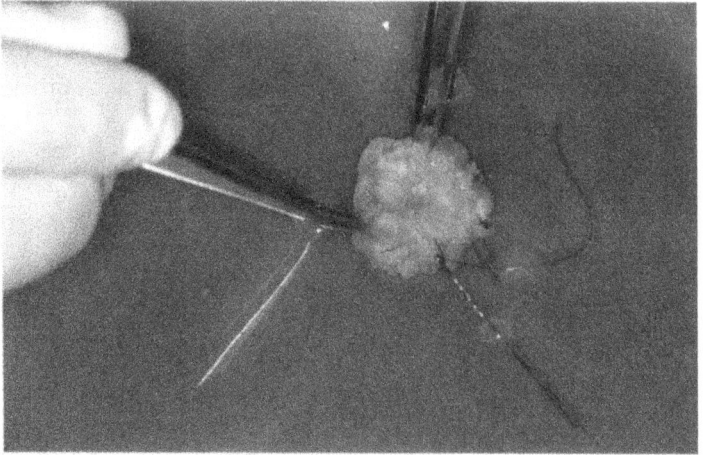

- Schutzhülle über den Schallkopf ziehen, mit einer Hand über Pinzette Exzidat festhalten

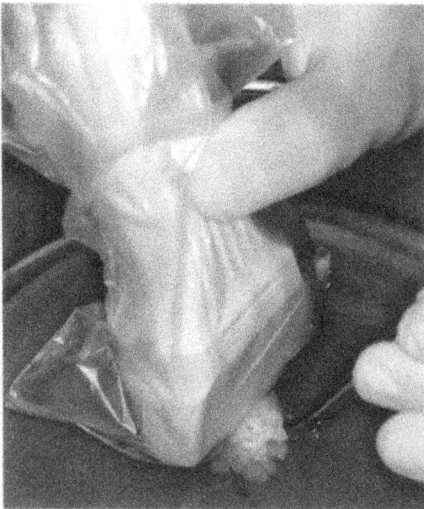

- Aufsuchen und Ausmessen des Herdbefundes, Vergleich mit
  den Voraufnahmen
- Ausmessen des Abstandes zum Rand des Exzidates (vermeintlicher tumorfreier Randsaum)

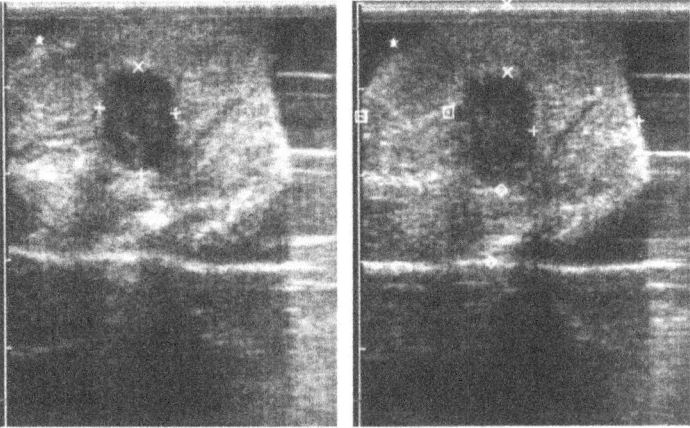

• Dokumentation: Untersuchungsbogen (Beispiel)

  – Präoperative Drahtmarkierung
    – Datum: _____
    – Uhrzeit: _____
    → Draht unmittelbar vor dem Herdbefund
    (Unterschrift: _____)

  – Intraoperative Präparatsonographie
    – Datum: _____
    – Uhrzeit: _____
    → Befund primär vollständig entfernt

  – Herdbefund

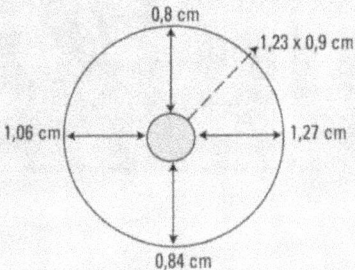

  – Empfehlung
    – Op. beenden; keine Indikation zur Nachresektion
    – postoperativer Vergleich mit histologischem Befund

• Mitteilung an den Operateur
• Beendigung der Operation oder notwendige Nachresektion
  → wenn mammographisches Korrelat, im Anschluss unbedingt
  Präparatmammographie → erst dann Beendigung der Operation
• Exzidat (in Formalin) in die Pathologie

Vorteile

- (kürzester Zugangsweg zum Herdbefund für den Operateur bei senkrechtem Einstich)
- Markierung, Operation, Präparatsonographie können von ein und derselben Person durchgeführt werden (größere Sicherheit)
- fehlende Strahlenbelastung
- Gefahr der Dislokation reduzierbar
- Geringere Kosten (Fehlen der Fahrkosten)
- Kürzere Operationszeit (Fahrzeit fällt weg)
- Geringere Schmerzen (Markierung auch im OP-Saal möglich)
- Größere Akzeptanz seitens der Patientin
- Einfache Handhabung
- Korrigierbarkeit des Drahtes
- Unabhängig von Lokalisation der Läsion (axillanah, thoraxwandnah)

Allgemeine Hinweise

- Derjenige, der die Präparatsonographie durchführt, muss Befund präoperativ sicher „gesehen" haben
- Er/sie sollte die Markierung selbst durchgeführt oder assistiert haben
- Er/sie sollte der Operateur oder Assistent des Operateurs sein
- Wenn es sich um einen zum Mammogramm korrelierenden Herdbefund handelt, sollte immer Präparatsonographie *und* Präparatmammographie erfolgen
- Sollte bei der Präparatsonographie der Verdacht auf eine unvollständige Exstirpation vorliegen, so ist dem Operateur dieses mitzuteilen, damit eine sofortige Nachresektion durchgeführt werden kann, an die sich eine erneute Präparatsonographie anschließt (Voraussetzung, um Richtung der Nachresektion zu nennen, ist, dass das Exzidat in verschiedene Richtungen mit Fäden vom Operateur markiert ist)

3. Übungsmöglichkeiten (Auswahl)

- **Phantom**
    - z. B. Model BB-1 Ultrasound guided breast biopsy phantom,
    - ATS Laboratories, Inc., 404 Knowlton St, Bridgeport, CT 06608

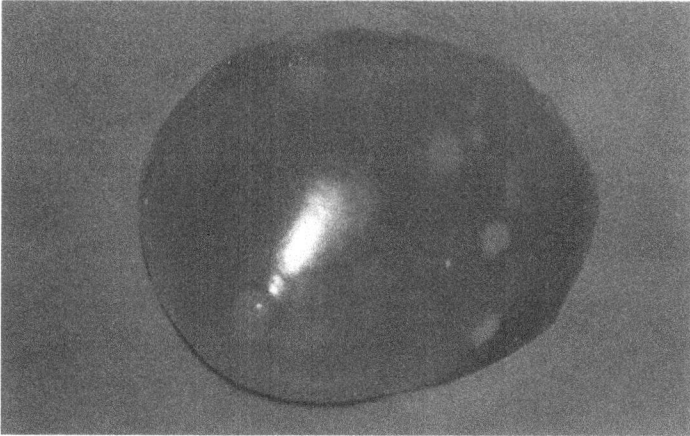

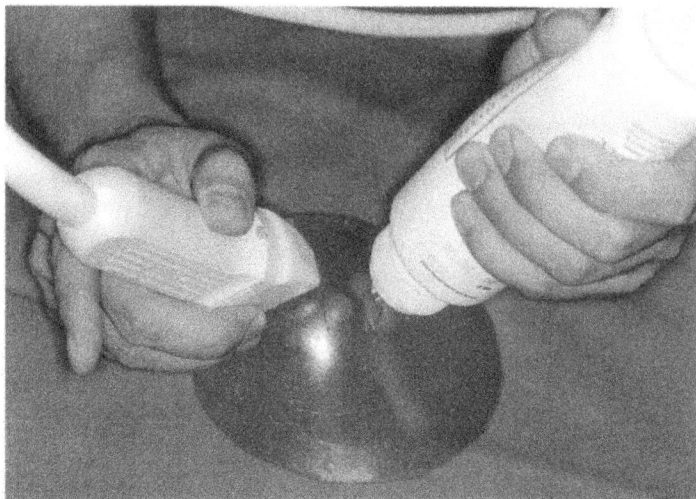

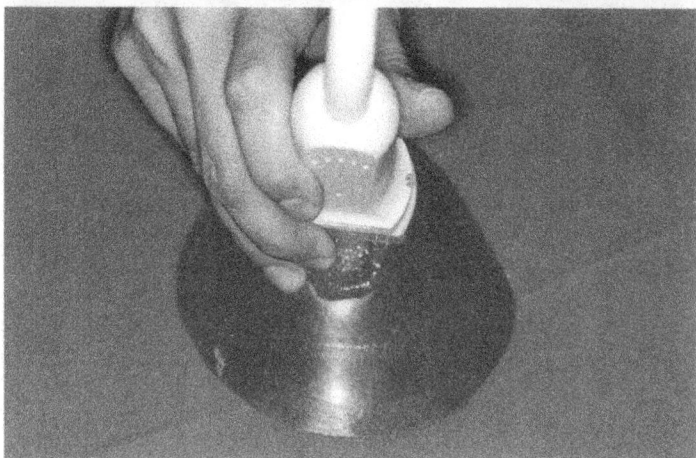

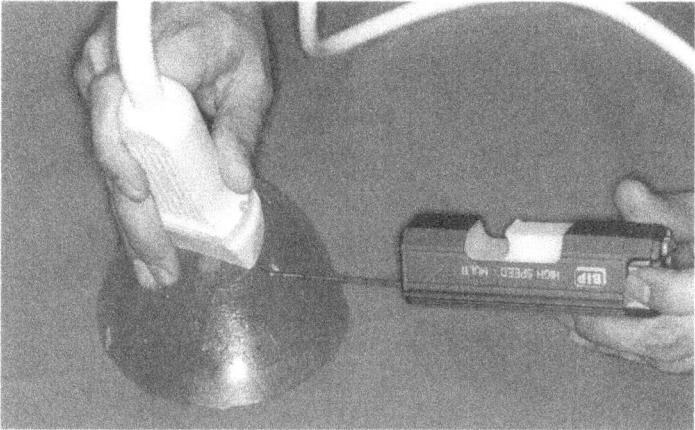

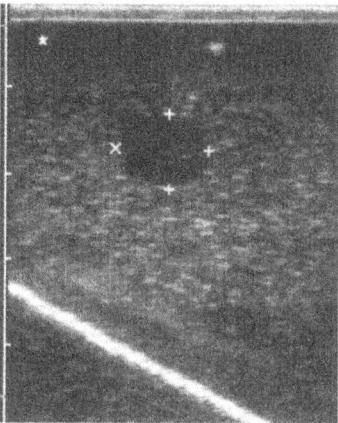
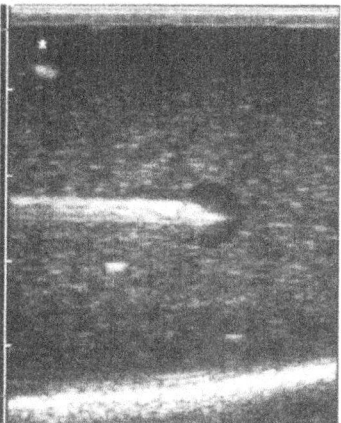

- **Apfel**

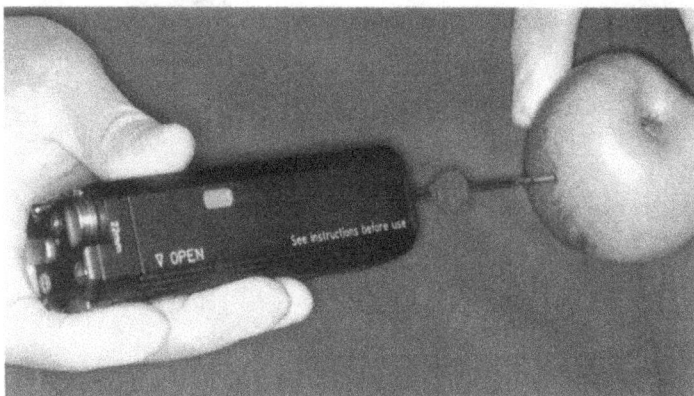

- **Fleisch**
  - Gespickt z. B. mit Kapern, Apfelsinenstückchen, Weintrauben, Oliven etc., z. B. Hühnerbrust

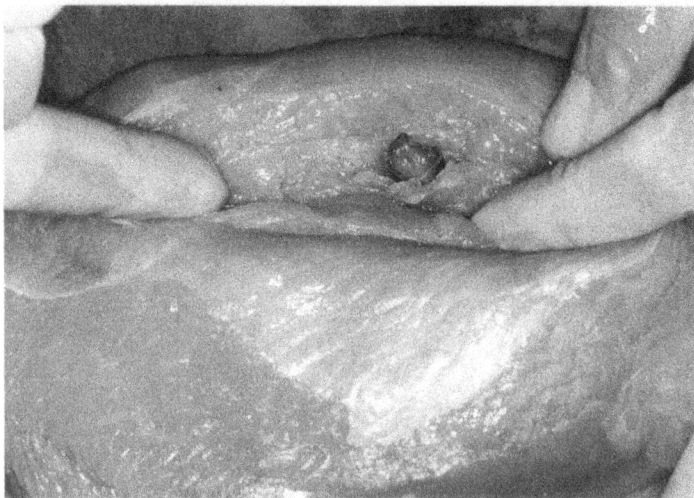

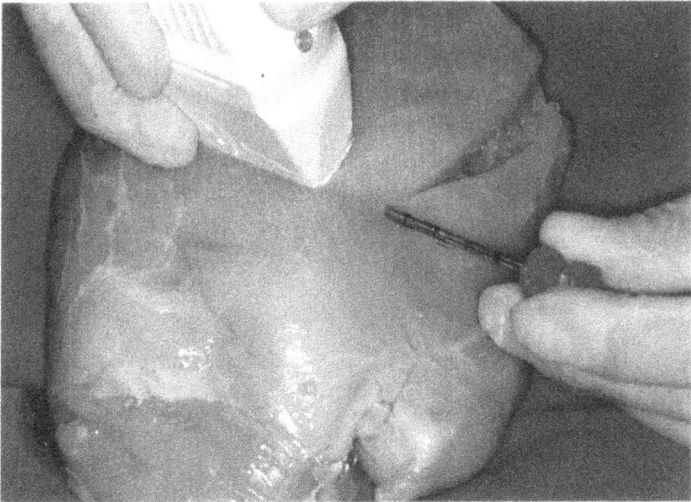

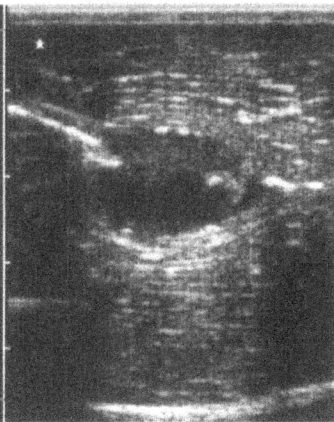
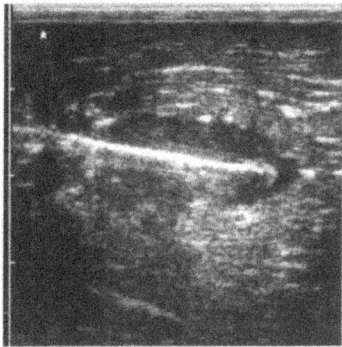

- **Götterspeise**
  - „Gefärbt" Rezept: 750 ml Flüssigkeit, z. B. schwarzer Kaffee, abkühlen lassen, danach 3–4 Päckchen Gelatine, alles in eine Nierenschale und abkühlen lassen (Kühlschrank),
  - „gespickt" mit Kirschen (entsteint), Weintrauben, Kapern, Oliven, Apfelsinen, Gummibärchen etc.

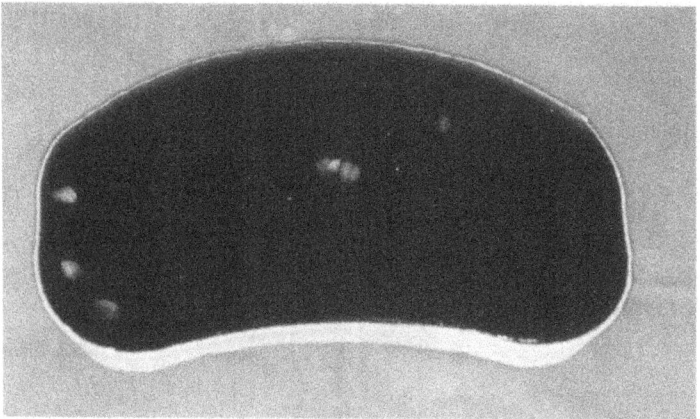

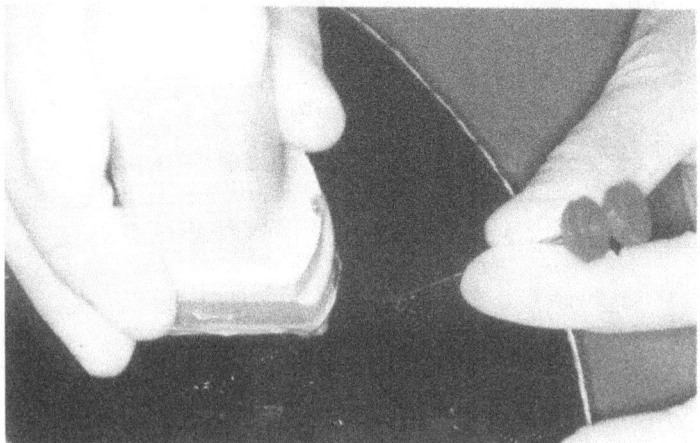

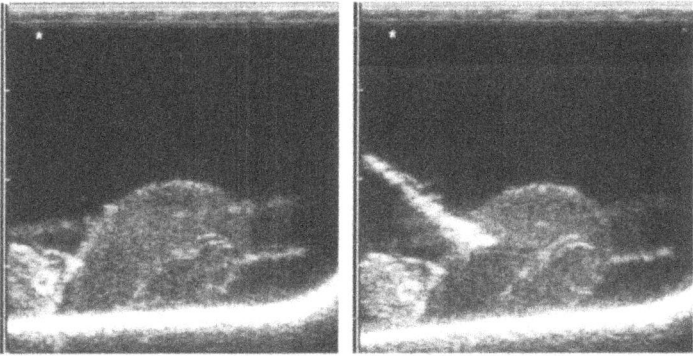

Danksagung

Auf diesem Wege möchte ich mich bei Schwester Dagmar Eisoldt
und Schwester Birgit Sawatzki für die praktische Hilfe, Frau Raß-
muss für die schriftliche Bearbeitung und Herrn Hausmann für die
Fotoarbeiten und somit für ihre wertvolle Unterstützung bedan-
ken.